文成天縱

『十三五』國家重點圖書出版規劃項目

國家圖書館藏中醫稿抄本精粹

GUOJIA TUSHUGUAN CANG ZHONGYI GAO-CHAOBEN JINGCUI

14

張志斌　鄭金生　主編

廣西師範大學出版社
GUANGXI NORMAL UNIVERSITY PRESS
·桂林·

第十四册目録

單方選要

單方選要

該書爲醫方書，明末趙鳳翔輯，原書卷數不明，今殘存卷四、卷五、卷七共三卷。僅存清初所抄孤本。

形制

索書號〇六四一七。存五册，三卷。書高二十四點九釐米，寬十五點二釐米。版框高二十點九釐米，寬十三點二釐米。每半葉八行，行十八字，雙行小字同。四周單邊。上書口記『單方』，下書口爲篇名、葉次。朱絲欄（有縱横網格）。仿宋體工抄。

彩色皮紙封面，首册左上有書名簽載『單方選要』（其餘各册僅有空白書名簽）。無序跋、目録。卷首及主要門類之前均有書名『單方選要』或『單方備選』。作者均爲『古雄丹崖趙鳳翔羽伯父緝』。下有三方朱印：陽文『安樂堂藏書記』『北京圖書館藏』，陰文『明善堂覽書畫印記』。

内容提要

據卷首題署，該書作者當爲趙鳳翔，字羽伯，號丹崖，古雄（今河北雄縣）人。康熙《雄縣志》載作明人，其傳略曰：『趙鳳翔，字羽伯，别號丹崖子，律之曾孫也。七歲失怙，二十游泮，有文名。一試棘闈不售，歸即專事稽考。尤精於《易》……又精醫學，梓《太素病脉》一書……窮鄉閭巷每有疾病疴恙，無不盡心診視，其應如響。享年八十餘卒〔一〕。』《雄縣新志》將趙鳳翔列入『清藝術』。考該志『趙律』（即趙鳳翔曾祖父）傳，傳中提及趙律於正德辛未（一五一一）曾作詩一首。又『趙鳳翔』傳提到『所著書，姚夔湖先生猶及見之，惜今無存，而趙丹崖之名則猶在人之口云』〔二〕。又，該抄本卷五『難産方』中提到『崇禎戊寅』，即一六三八年。故從趙鳳翔曾祖所處年代、清初姚夔湖僅能見到趙氏的書，再結合書中提及明末崇禎年號，則趙鳳翔生活的時代主體應在明代無疑，其書形成當在一六三八年之後。

該書今僅存卷四、卷五與卷七。其原書卷數究竟是多少，僅憑殘存的三卷還無法下定論。此抄本殘存的卷四、卷五名爲《單方選要》，

〔一〕 轉引自何時希：《中國歷代醫家傳録》（下），北京：人民衛生出版社，一九九一年，第九〇頁。

〔二〕 〔清〕劉崇本等纂：《雄縣新志》『人物·藝術』，臺北：成文出版社有限公司，一九六九年，第五三一至五三三頁。

卷七則名《單方備選》。其中《單方備選》的『婦人』『面膚鬚髮』『心痛門』的名目也見於《單方選要》。可見該抄本是由兩類醫方合成。至於爲什麽要分爲兩大部分，僅從殘卷還難以揣測。但從此殘存三卷仍可窺探全書的某些特點。該書名爲『單方』，即多用單味藥組成的醫方。例如該書治霍亂，就單用尋常可得的薤、蓼、香薷葉、蘆花等草藥。此類醫方簡、驗、廉、便，多用於民間自療。方中也可見到對某種藥物形態的描述，故對藥物的鑒別也有一定的意義。例如卷五『經候不通』方對『麻花』有詳細介紹。考察該書的單方來源，可知多數摘引自前人本草，如宋代唐慎微《證類本草》等。也有部分單方屬作者蒐集所得。

抄本諸方被歸於諸疾病名之下，殘卷共有疾病名標題四十二個（有少量重複標題），有的標題名稱含義廣泛（如『婦人門』『驚異鬼邪門』『雜治』『瘡瘍』等），其下收方較多。也有的標題病名涉及範圍較小（如『腰痛』『瘧疾』『瀉痢』『淋閉』等），則其下收方有限。此三卷共收醫方一千八百三十九首。每一疾病門下，所列各方首出大字書寫的簡要主治（如『蟲心痛』『四十年心痛不差』『心痛無問冷熱』等），繼出單方，而基本無方名，此亦爲民間實用醫方書特點之一。

此抄本諸方多數是從前人醫方本草中收集而來，其中也有若干巫醫所用藥方（如『主刀刃不傷方』『令人能浮水』『令人隱形』『令人日行萬里』等）以及農村常用的釀酒、染色、洗膩衣、獸醫方等。

著録及傳承

該書未見明清書志記載。《北京圖書館善本書目》首次著録該書：『《單方選要》□□卷。□趙鳳翔輯。清初抄本。五册[一]。』該館鑒定此抄本爲清初抄成，可能是因爲抄本字體爲仿宋體，但『玄』字等又不避清諱，故當爲清初所抄。此後《中國中醫古籍總目》（書序號○三七五六）著録該書[二]，誤將作者定作『清』人。另《總目》將該書的成書年附繫於一七二二年，却保留了國家圖書館所定『清初抄本』的記録，造成自相矛盾。該抄本的藏書印所示的『明善堂』『安樂堂』，爲清代怡親王允祥（一六八六至一七二九）室名[三]，故此書或曾爲怡親王收藏。

〔一〕北京圖書館編：《北京圖書館善本書目》卷四《子部上·醫家類》，北京：中華書局，一九五九年，第二六葉b。

〔二〕薛清録主編：《中國中醫古籍總目》，上海：上海辭書出版社，二〇〇七年，第三〇二頁。

〔三〕書譜編委會編：《書譜珍藏本》（一九七四至一九九〇），上海：上海辭書出版社，二〇一七年，第五二頁。

單方選要

此接前边橫寫

單方選要卷之四之一

古雉丹崖趙鳳翔伯父輯

霍亂門

霍亂乾嘔不息

蕹一虎口水三升煮取半頓服不過三作即已凡用有二種白者補而美赤者苦而無味形似蕹而無實此用白者去青留白蕹似韭而葉潤多白無實青熱而白冷也

霍亂轉筋

多取蓼煮湯及熱將脚泡或煮服之

肝虛轉筋

赤蓼莖葉切三合水一盞酒三合煎至四合去滓溫分二服此煖水蓼冷

霍亂轉筋 蓼子一把香豉一升先切葉以水三升煮取二升内豉汁中更煮取一升半分三服又與大麥麪相宜

霍亂腹痛吐下 香薷葉十月中取乾之煮飲即差新安有石上者彼人名石香葉細而辛更絶佳

卒霍亂氣息危急 蘆花一把煮濃汁頓服差

霍亂轉筋垂死 敗蒲席一握細切漿水一盞煮汁頓服或燒灰二指撮酒服以人臥久者得人之氣爲佳

霍亂轉筋 故麻鞋底燒令赤投酒煮粟穀汁中服之

霍亂嘔逆水煎梳木服之

乾霍亂不吐不下丁香十四枚為末以沸湯一升和之頓服不差再服

腰痛霍亂腎氣腹痛濃煎白檀香服又水磨傳外腎並腰腎痛處

霍亂後吐逆不止清水研糯米一碗飲之即止

霍亂心悸熱心煩渴糯米水清研之冷熱水混取米泔汁任意服之

霍亂心腹脹痛煩滿短氣未得吐下飲好苦酒三升小老羸者可飲一二升俗呼醋為苦酒

霍亂心煩悶亂渴不止糯米三合以水五升細研和蜜一合研濾取汁

分兩服

霍亂吐下菉豆葉搗絞汁和少醋溫服

霍亂大麥蘖止之又橘皮湯下山豆根三錢又桑葉灸煮飲之

乾霍亂心腹脹堅痛悶不安未吐下欲死以鹽五合水一升令消頓服自吐下食出即定不吐再服

霍亂吐下不止艾一把水三升煮取一升頓服

霍亂厚朴薑汁火上灸令香新水調下二錢佳又小茴香苗葉煮作羹食之生食亦得

霍亂吐痢腹痛等疾高良薑灸令焦香每一兩打破酒二合煮三四沸服

霍亂手足轉筋以銅器或瓦器盛熱湯熨之令蹋器使脚底热徹湯冷則易

霍亂取鍋底墨煤少許只半錢以下又以皂額上取少許以百沸湯一盞投煤其中急攪數十下用碗盖之汗出通口微呷一两口吐瀉立止又酒煎黄屑服

又用銅盆盛土厚二寸許以炭火安其上令微热下以衣藉患者腹漸漸熨之腹中通熱差

霍亂冷氣吐酸水飲食不消酒研蓬莪茂服之

霍亂吐瀉痰癖冷氣蓽澄茄煎服之

霍亂吐嘔不止煮乾苔汁服之不可多服令人瘦黄少血色

霍亂轉筋心腹脹痛煮竹湯五升巳上令灼巳轉筋處

霍亂轉筋 燒梔子一枚末服立愈 又 皂莢末吹小豆許入鼻中得嚏便差

霍亂轉筋心腹脹痛煩滿短氣未得吐下 梔子二七枚研末熟水調服

霍亂食不消大便澀 訶梨勒三枚擣取皮和酒頓服三五度

霍亂吐不止 楠材煮服之窮無他藥用此即沚南等路造船場皆有之緣木壯堅而善居水久則多中空爲白蟻所穴亦主轉筋

轉筋 熔蠟塗帛乘熱裹之方見中風六版 又 羊毛醋煮裹脚 又 香薷煮汁頓服半升

脚轉筋疼痛攣急 松節一兩細剉如米粒乳香末用銀石器內慢火炒令焦

只留一二分性出火毒研細每服一錢至三錢熱木瓜酒調下　凡筋病皆服

霍亂轉筋　先以煖物褁脚後以捍樹木細剉煮湯淋之

霍亂注痢不止轉筋入腹欲死　生薑三兩擣破以酒一升煮三四沸頓服

霍亂及腹痛吐下　桑葉汁飲之冬月乾者煮服

霍亂不吐　白粱米五合水一升和之頓服如粥食

霍亂煩燥　黄粱米粉半升水一升半和絞如白飲頓服糯米亦得此種穗大毛長成米粗於白粱而收子少不得水旱食之香美

霍亂吐下後大渴多飲則殺人 黄粱米五升水一斗煮取三升清澄稍稍飲之

霍亂 梅根葉煎濃湯飲之 又 木瓜枝葉煮飲之不可多食損齒及骨筋

霍亂心腹不安 烏梅劈破水漬以少蜜相和服之

轉筋 木瓜主之轉筋時但呼其名或書木瓜字抆患處皆愈此病亦有知覺乎亦二豎爲殃之意乎令人不可解 又 故綿以釅醋浸甑中蒸熱裹病人脚冷則易勿停差止

霍亂腹痛吐痢 桃葉三升水五升煮取一升三合分温二服

霍亂 肉豆蔻製過生薑湯服 又 栟木枝葉煎汁服之出南方山中

肝風虛轉筋入腹雞屎白乾末熱酒調一錢匕服

吐後轉筋煮木瓜汁飲之

霍亂後煩燥卧不安穩葱白二十莖大棗二十枚水三升煎二升分服

霍亂煩燥燒亂髮如雞子大鹽湯三升和服之不吐再服

霍亂吐痢不止藊豆末和醋服之

吐痢後轉筋生擣藊豆葉一把以少醋浸汁服立差

霍亂及轉筋入腹新研粟米清水和濾取汁服之胃冷不宜多服

霍亂後虛渴煩悶不能食之生藕食之或時煮食

霍亂吐下不止梨葉煮汁服之

霍亂煩悶嘔吐腹空轉筋恐入腹好井水及土食間新出泉水服之不令空腹空則更服如弱人過冷恐臓胃悉寒不能支持當以意消息

宿食惡物之氣腹脹欲霍亂者覺腹內不穩取生熟湯內热塩飲之令吐盡便愈

霍亂海桐皮煮服之　又大腹皮主之　又胡椒三四十粒以飲呑之

又黄杉木劈開作片一握以水濃煎一盞服之差

吐逆霍亂椒子皮煮汁服

止吐瀉消宿食蒜主之
霍亂腹痛樟樹根酒服之
腎氣霍亂真安息香主之

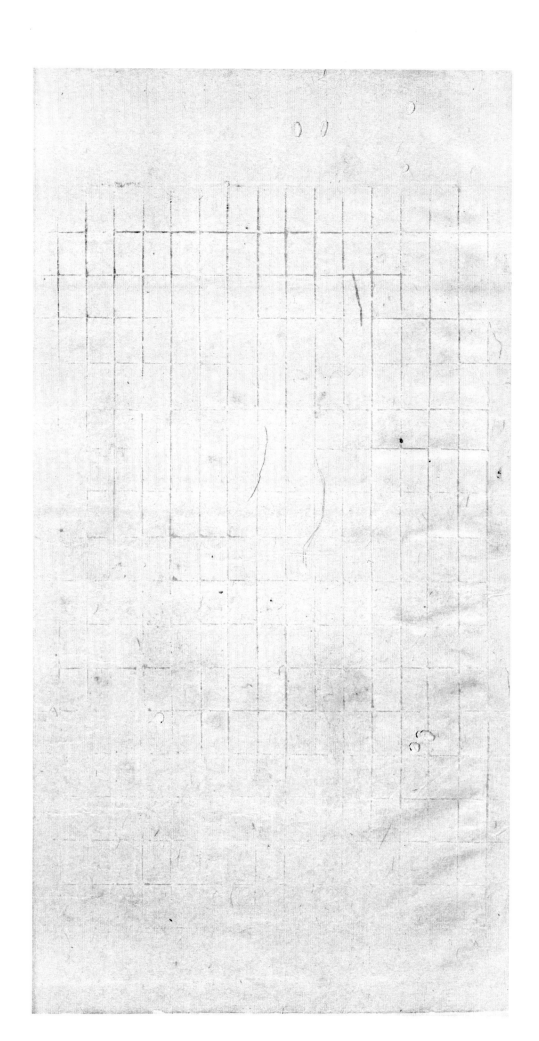

單方選要卷之四之二

古雄丹崖趙鳳翔羽伯父緝

心痛門

心痛 延胡索温酒調服血攻痛尤良 又 芥子酒醋服之 又 當歸末酒服方寸匕

卒心痛 乾薑爲末米飲調下一錢冷氣痛尤良 又 粳米汁主之

九種心痛 當太歲上取新生槐枝一握去兩頭水三升煎一升頓服

卒心痛 菰蔣草根即南人呼爲茭草是也以塩醋煮食之北方水澤甚多喂驢馬甚肥

冷氣結聚心痛 鬱金以温醋摩服

蟲心痛槐樹上木耳燒灰爲末如棗許和水服若不止飲熱水一升蛔蟲出

心痛欬逆甜瓜花主之

卒心痛桂心八錢㕮咀水四升煮取一升分二服又陳廩米研取汁服之

九種心痛妨悶桂心一錢爲末酒一大盞煎至半鍾去滓稍熱服立効

四十年心痛不差黍米淘汁溫服隨多少

卒心痛血氣等青木香醋研服之止

心痛無間冷熱生脂麻油一合服之此先炒即笮者煉過者爲熟

心痛以雞卵一枚打破頭醋二合和攪令勻煖過頃服

心痛除心腹惡氣又虛弱人 烏雄雞一隻治如食法五味汁和肉一器中封口重湯中煮使骨肉相去食之甚補益空腹飽食肉必爛生反損

心痛 樹上乾桃酒摩服之

又 荔枝核煨火燒存性爲末新酒調一枚末服之

卒心痛及三十年患者 桃仁七枚去皮尖熟研水一合頓服良

卒心痛 自熟艾以水煮取三分之一服若客氣所中者當吐蟲物如蟲痛如刺口吐清水搗汁服一宿勿食取肥香脯方寸片先喫蟲聞香後飲汁即下

又 薑黃三分之一桂穰三分爲末酒湯下一錢

蛸心痛 熊膽如大豆和水服大効

卒心痛 陰濕地被日曬起苔蘚以人垢膩爲丸服七粒

心腹痛 酒研蓬莪茂服之又華澄茄煎服之又炒蜜蜂子食之

卒心痛疰忤惡氣 鑄鍾黃土置酒中服之佳

冷熱心痛 伏龍肝末煮水服方寸匕若冷痛以酒服救急

蟲咬心痛吐水 鶴虱末蜜丸平旦漿水服二十丸或末空心溫醋下虱當出

諸蟲心痛多吐四肢不和冷氣上攻心腹滿悶

鰻鱺魚淡炙令熟令患者三五度食之

痟心痛 鰻鱺魚淡炙令熟與患人食之一二枚永差飽食彌佳必効

冷氣心腹痛吐清水酒服椒佳亦宜湯亦宜吞三五粒

惡氣中惡心腹痛樟根酒煮服之

蚘蟲心痛面青口中出沫嘔水臨死者藿葉十斤細切水三石三斗煮如餳或水一石去滓空心服一升蟲即下痛止至重者再服

心腹俱痛以布裹蜀椒薄注上火熨令椒汗出良

蛔蟲攻心如刺口吐清水苦楝根剉煮令濃赤黃色以汁合米煮作糜隔宿勿食及旦後一匕爲始少時後食一匕半糜曉便下驗

殺蟲心痛甚炒烏賊魚腹中血及膽正黑如墨醋調服或血刺痛醋摩服

苦卒心痛 麋角五寸截之中破炙黄香為末和酒服三錢立差

心痛絞結連腰臍 驢乳三升熱服差

冷熱氣不和不思飲食或腹痛㽲刺 梔子川烏等分生擣為末酒糊丸桐子大每服十五丸炒生薑湯下川烏炮用之亦可

腹痛暴卒 以柱下土末服方寸匕

入秋小腹痛多冷者 取古磚燒熱以物裹坐之

卒腹痛 水研山豆根服半盞

蚘蟲心如刺口吐清水 擣生艾汁宿勿食但取肥香脯一方寸片先喫

令蟲聞香然後飲其汁下蟲

心脾痛 高良薑細剉微炒為末米飲調下一錢匕立止

冷腹痛 炙高良薑酒煎服生薑代之亦可

卒腎氣衝脇如刀刺痛喘息不得 小搗小茴香苗葉汁合投熱酒一合服之

心腹冷病 取井新汲水男子病以一盞令女人與飲女子病以一杯令男子與飲凡諸飲水療疾皆取新汲清泉不用停汚濁暖非直不効且有損

腹肉冷痛 白茅香煮服之

一切氣肚腹痛瀉腎氣膀胱冷 華澄茄煎服

心腹內外痛 吳茱萸一升酒三升煎半升空心頓服之

臍腹疞刺者 沒藥研細酒調一錢服便止

尸疰心腹痛 水田螺殼主之

備急鬼疰心痛 桃仁一合爛研煎湯喫

鬼疰心腹痛不可忍 東引桃枝自皮一握水二升煮取半升服令盡差如未定再服

心腹痛 黃屑酒煎服此從西南來者並作屑染黃用之樹如檀

暴心痛桑上蠹蟲主之

腸痛如打黑豆半升炒令焦酒一升煮之合沸熟取醉

心腹蟲痛脾胃虛冷氣以白粥飲調肉豆服佳醋麪裹煨令麪熟為度搗為散下一錢匕

主心病小麥心之穀也養心氣宜食之

心腹脹痛短氣欲死已絕烏梅二七枚水五升煮一沸內大錢二七枚煮取二升半強人可頓服羸人可分之再服

卒心痛東引桃枝一把切以酒一升煎取半升頓服大効

臍下絞痛 木瓜一両片桑葉七片大棗三枚碎之水二升煮取半升頓服之差

胸脇痛及腹痛熱滿 羚羊角焼末水服方寸匕

腹痛 梁上塵主之

心脾痛痛則腹脹如錐刀刺者 呉茱萸一升葱花一升水一大升八合煎七合去滓分三服立効

熱腹痛 水煮粟米粉服之糀粟總堪為粉粟強浸米至敗者損人

蛔蟲攻心臍如刺口吐清水 雞子一枚開頭去黄以好漆内殼中合和仰頭呑之蟲出

中風寒熱腹中絞痛 乾鯽魚頭燒作末三指撮以苦酒服之溫覆取汗

卒心腹痛 故砧上垢著人鞋履悉穿服

卒心痛鬼疰惡氣脹滿 皆煮桃擂服之三載者良桃性去惡更辟邪真桃符亦可

蛔蟲咬心 苦楝皮煎一大盞服

血氣逆心煩悶滿心痛 燒水牛角末酒服方寸匕

心腹痛 青魚頭中枕醋磨服之

卒心痛悒悒塞滿氣 秦荻梨為末和酒服此乃五辛菜味辛溫於生菜中

最香美人所嘬者生下濕地所在有之熱病後不可食之損目

卒暴心痛或中惡氣毒痛大黃湯用鬼箭服之

惡疰在心不可忍鬼箭湯主之

主心痛鬼氣城東腐木主之文見瀉痢門十板止洩條下

心暴痛去氣桑蠹蟲主之味甘桑蠹去氣挑蠹辟鬼皆隨所出而各有功

心腹痛霍亂紫真檀主之

心痛不可忍十年五年者隨手効以小蒜即今之常食者釃醋煮頓服之取飽不著鹽醬

心腹脹滿痛

大黃蜂子即人家屋上馬蜂子也取頭足未成者如自蛹可食之

血氣攻心痛不可忍

水蓼根細剉酒浸服之二月勿食水蓼食之傷腎合魚膾食之令人陰冷疼氣欲絶所食有三種一是紫蓼相似而紫色一是香蓼亦相似而香不甚辛並好食一是青蓼人家常有其葉有圓有尖以圓者爲勝所用即此諸蓼皆冬死惟香蓼宿根重生人爲生菜最能入腰脚也

心痛欲死

晉辛靈時建昌令有竊筋者俄而心痛欲死靈曰得無竊我筋乎乃首出之飲以水立愈
出史此方可思

心痛

晉顧愷之如丹青挑一隣女不從遂畫女形於壁以棘針釘其心女心痛愷之捩而

而治女從之去針卽愈（史）此豈正人君子之
所爲也魘鎮之術多殺人人不可不知不可
不求速
解之也

單方選要卷之四之四

古雄丹崖趙鳳翔羽伯父輯

腰痛門 兼腳脊痛

腰重痛 檳榔爲末酒
下一錢匕

腰腳不覆地 皂角子淨洗令乾火酥熬香爲末
蜜丸桐子大空心蒺藜子酸棗子
煎湯下
三十九

肺氣腰痛 樹上乾蕊
酒摩服之

腰痛 取黃狗皮炙裹腰痛取
煖徹爲度頻即差

腰脅卒痛背痛　大豆三升酒三升煮取二升頓服佳

腰膝急疼　虎脛骨煮湯浴之或和醋浸亦良

腰疼神妙　破故紙炒為末溫酒下三錢匕原名補骨脂俗訛為今名

汗不溜瘦却腰膝　米醋浸荊三稜夏四日冬六日為末醋湯調三錢匕

手背脚膝痛　炒醋糟裹之三兩易當差人食多損腰肌臟

背脛痛不計深淺皆効　虎脛骨二大兩麁搗熬黃羖羊角一大兩屑新芍藥二大兩切細三物以無灰酒浸之春夏七日秋冬倍日每旦空腹飲一杯冬中速要服以銀器物盛火爐中煖養之三兩日即可服

血氣攪撮不可忍者 黑狗膽半乾半濕割開以篦子排丸如菉豆大蛤粉滚過每服五丸燒生鐵淬酒下其痛立止

腎疰腰痛 橘核微炒去殼爲末酒調服愈

腰痛不可忍 橘核仁炒研為末每一錢酒一盞煎至七分和滓空心服

氣壅暨腰痛轉動不得 煎茶五合投醋二合頓服

風腰脚冷痺痛疼 川烏頭三分去皮臍生搗羅釅醋調塗故帛上傳之痛止

腰脚疼痛 胡麻新者熬令香杵篩日服一小升計服一斗永差酒飲羹汁蜜湯皆可服之佳

腰脚疼痛久不已 糟底酒摩腰脚及痛處筋攣處

腰痛 蓮實去心皮炒赤黄色研末冷熱水半盞和服

卒腰痛不得俛仰 鼈甲一枚搗末服方寸匕

又 鹿角一枚長五寸酒一升燒鹿角令赤酒中浸一宿飲之

腎臓虚冷腰脊痛如錐刺不能動搖 鹿角屑熬令微黄搗末空腹熱酒一盃服角末方寸匕日一兩服

腰脚不隨 虎腰脊骨一具細剉訖又以斧於石上更搥碎又取前兩脚全骨如前細搥兩件並於鐵床上以木炭火勻炙翻轉候待脂出甚則投濃美無灰酒中秘封春夏一

七月秋冬二七月每日空腹隨性多少飲之
未飯前三度温飲大户以酒六七斗止小户
二斗止患十年已上者不過三劑七年已下
者一劑差忌如藥法

單方選要卷之四之五

古雄丹崖趙鳳翔羽伯父輯

癇風門

癇病 象齒刮屑爲末炙黃飲下 又雄鼠糞頭尖硬者主之

心熱風癇 爛龍角濃研汁食上服二合日再

驚悸心熱頭疼 醍醐傅腦頂心

癲癇寒熱卒風痱 伏日取犬齒主之

癲癇疾發作 自狗血主之

卒狂言鬼語燒蝦蟇杵末酒服方寸匕日三

風邪蝦蟇燒灰硃砂等分每服一錢水調下日三四服甚有神驗

惡風癩疾木蘭皮主之

狂邪發惡或披頭大叫欲殺人不避水火苦參以蜜丸如桐子大每服十丸薄荷湯下

風癩及百病麻仁四升水六升猛火煮令牙生去滓煎取七升旦空心服之或發或不發或多言語勿怪之但人摩手足須定凡進三劑愈

人癲狂不識人燒人屎灰酒服之

理狂邪癲癎不欲眠臥自賢自智驕倨妄行不休安五臟下氣白雄雞一隻煮熟五味調和作羹粥食之

狂癲不能語不識人驢脂和酒服三升良

心熱風癎黑驢乳食上暖服三大合日再

驚癎神情恍惚語言錯謬歌笑無度狐肉一斤及五臟治如食法豉汁中煮五味和作羹或作粥炙食並得有以羊骨汁鯽魚替豉汁又猪心主之

風狂憂愁不樂能安心氣驢肉一斤切於豉汁內煮五味和釅醋食之作粥及煮並得此肉並脂肥甚動風不可多食

風 狐肝煮食之

安心定膽益志養五臟治癲邪驚悸啼泣狂 百合白花者主之

狂病經久不差或歌或笑行走不休發動無時 猳猪肉一斤煮令熟細切作膾和醬醋食之或羹粥炒任性服之

驚癇 牙猪頭一枚治如食法煮極熟停冷作膾以五辣醋食之

鎮安魂魄 煉真珠如大豆以蜜一蜆殼和一服與二豆許日三

風疾 龜殼用卜師鑽了者塗酥炙細末酒下二錢只取水中者

腈風癇病暈悶欲死飲芭蕉油得吐便差有奇效以竹片捕皮中取滴汁

急風烏鴉臘月捕取翅羽嘴足之全者泥封固濟大火燒煆服之

益氣治風疾冬春間取練鵲細剉炒香袋盛於酒中浸每朝取酒溫服之似鸜鵒小黑褐色食槐子者佳

癇痓酥合香主之

安五臟定魂魄琥珀主之又龍骨主之

驚癇痰癡身熱如火龍角主之

驚癇癲疾狂走諸痓五驚十二癇身熱及骨間

寒熱心下結氣不得喘息皆龍齒主之

驚癇癲痓狂走馬牛羊猪犬雞毛蹄甲主之騾驢亦其類也駱駝尤良

因驚失心取霹靂所震之畜肉作脯食之

卒得癇鈎藤甘草炙各二分水五合煮取二合服如小棗大日五夜三大良文見小兒門二十三板

驚啼條下

風癇天南星九蒸九爆爲末薑汁糊丸梧子大煎人參菖蒲湯或麥門冬湯下二十九

南雄丹崖趙鳳翔羽伯父緝

頭痛頭風門

偏正頭痛穀精草一兩為末用白麪調
攤紙花上貼痛處乾易之
頭風搗葶藶子以湯淋 又搗山豆根末 又松蘿
取汁洗頭則止 油調塗之 主之
頭風白屑尨松暴乾燒灰淋汁 又山豆根末
热洗頭不過六七度 又油浸塗
飲酒頭痛竹茹三兩水五升煮取二升去滓令
冷內雞子三枚攪調煮三沸飲之
壯熱頭痛頭風俱淡竹並
根主之

卒頭痛如破非中風非中冷是胸膈有痰厥氣上衝名為厥頭痛吐之即差單煮苦茗作飲二三升須臾吐吐畢又飲能如此數過劇者須吐膽汁乃止不損人待渴即差

頭疼欲死鼻內吹硝末即差

偏頭痛雄黃細辛等分研細用一字以下左邊疼嗅入右鼻右邊疼嗅入左鼻立効

頭風胡麻子主之 又吳茱萸二升水五升煮三升以綿染拭沐頭髮根良

頭痛不可忍多風痰所致梔子末和蜜濃傅舌上吐即止

頭風掣痛蠟二斤鹽半斤相和於鐌羅中熔勻捻作一兜鍪勢可合腦大小搭頭至

類頭痛

立止

卒頭痛 皂角末吹入鼻中令嚏出則止

去頭風 炒蜜蜂子食之 又 栢子仁主之 又 荊芥煎茶服

去頭風補腦 取嫩槐房角作湯以當茗飲之

頭痛 馬蹄決明水調貼太陽穴

卒得胸痛差而復發 薤根五斤搗絞汁飲之立止

頭風頭痛 黑豆三升炒令無聲先以盛一斗二升瓶子一隻盛九升清酒乘豆熱即投於酒中密泥封七日溫服 又 荊瀝服之

又 菉豆作挑挑之

痰厥頭痛 烏梅十箇取肉鹽二錢酒一中鍾合煎至七分去滓非時溫服吐即佳

頭風白屑如麩糠 竪截楮木作挑六十月一易新者

偏頭疼絕妙 華撥為末令患者口中含溫水左邊疼令左鼻吸一字右邊疼令右鼻吸一字効

項強身中急 活鼠破其腹去五臟就熱傳之即差

風項強不得顧視 穿地作坑燒令通赤以水酒之令冷內生挑葉鋪其席下卧之令項在藥上以衣著項邊令氣上蒸病人汗出良久差

煩渴頭重心燥背膊勞悶並食荔枝肉

頭上皮虛腫薄如蒸餅狀如裹水口嚼小麥麪傳之

去頭面熱冬瓜主之

身體寒熱風頭腦痛辛夷去心皮及外毛微炙主之

頭風痛以豉湯洗頭辟風即差

頭風風屑煮驢頭汁洗之

偏頭疼生蘿蔔汁一蜆殼仰卧注之鼻左痛注左右痛注右左右俱注亦得神効

風眩腦鳴猪腦主之

頭發大熱令腦縫裂開黑虱三五百搗碎傅之

風頭旋蟬殼一两净洗微炒為末溫酒下一錢匕

頭風目眩蟬蛻末熱湯下

風眩頭痛伏牛花作湯圭之

一切風虛常惡頭痛欲破杏仁去皮尖乾暴為末水九升研瀘如作粥法緩火煎令如麻腐起取和羹粥酒内一匙服之每食前不限多少服七日後大汗出慎風冷猪魚雞蒜大酢一劑後諸風減差春夏恐醉少服之九月後煎之神効宜秘之

頭面風眼瞤鼻塞眼暗冷淚杏仁三升為末水煮四五沸洗頭令

汗盡三度差

偏正頭疼並夾腦風連兩太陽穴疼痛白殭蠶細研為末葱茶調服方寸匕此蠶乃自死而殭者凡使先須以糯米泔浸一日待蠶桑涎出如蝸牛涎浮於水面上然後漉出微火焙乾以布淨拭蠶上黃肉毛並黑口甲單擣如粉用

卒頭痛白殭蠶為末去絲以熟水下二錢匕立差

頭極痒不痛生瘡白鴿屎五合以好醋和如稀膏煮三兩沸日二三傳之

頭痛煩熱口乾小便赤少露蜂房十二分炙水二升煎取八合分為二服當利小便諸惡石毒隨小便出

風頭痛每欲天陰雨風先發者桂心一兩爲末以酒調如膏傅頂上並額角

初得頭痛人尿數升合葱豉作湯服之

寒熱頭痛溫氣童男小便服之良

去頭風自桐皮沐之又豹頭骨燒灰沐頭

頭風痒莽草可浴勿令入眼

頭中熱風水芹和醋食之文見雜治門二十三扳益筋力條下

頭眩有苦頭眩者華佗令病者解衣倒懸濡布拭身候諸脉盡出五色以刀抉脉五色血

盡被覆汗出而愈見史余謂此方已傳萬病
源佗自心會而不可以言傳也人各有心何
不於此深會而咸
云佗之法不行也

腦痛欲死

頭痛者以硝石作
末內鼻中立止

單方選要卷之四之六

古雄丹崖趙鳳翔羽伯父緝

面門

面䵟黑子 李核中仁去皮細研以鷄子清和如稀餳塗至晚以淡漿洗之後塗胡粉不過五六日有効愼風其李與麥同熟者是也

去面上䵳 人精和鷹屎白傳之三日愈自蜜亦得

冷風氣面皯黵𤻅及面上百病 以新羅國白附子炮用或高麗或涼州皆可用

皮膚疵皯酒皻粉刺頭風黖皰藁本作面脂

黶子取石灰炭上熬令熱揷糯米於灰上候米化去米即點之

面皯小蘗末傅之又白蜜和白茯苓末塗之七日便差又無患子主之黑如漆

疣疵黑子等以諸灰雜石灰熬煎點之

面上瘡及皯易容方烏蛇燒灰末以臘月猪脂調傅之此物市者僞以他蛇熏黑色買之不可不察烏蛇脊高世謂之劒脊烏稍尾細長能穿小銅錢一百文者佳

久服令人光澤好顔色不老炒蜜蜂子食子

令面悦白酒漬蜜蜂子食之此物食之味甚美但人不肯食爾

面藥揪木皮入之

去黑痣面黯潤皮毛大豆黃卷一升炒令香爲末空心煖酒服二匙此即大黑豆生芽藥長五分者

遊風黑黯羊脂主之

面多皯䵟如雀卵色羖羊膽一枚酒二升合煮三沸以塗拭之日三度差

面上粉刺搗兔絲子絞汁塗之差

面皯皰及產婦黑皰如雀卵色白茯苓末蜜和傅

黯白茯苓末白蜜和塗上滿七日即愈

單方

令面如桃花 取三樹桃花盡服之方言如此但試耳

肥悅人顏色 取桃蘤食之

黑㾊生於身面 藜蘆灰五兩水一大碗淋取銅器中盛以重湯煮令黑膏以針微撥破㾊處點之不過三遍効

面䵟 孝子衫襟灰傅之 又 杏仁去皮搗和雞子白夜卧塗面早以暖清酒洗之

人面自皴 故炊箒以月蝕夜和諸藥燒灰和苦酒合為泥傅之

滅瘢痕黑子蝕惡肉 燒桑灰淋汁為煎與冬灰等同滅之

益顏色 酒漬桃花飲之

面膏澡豆零陵香極可用

面䵟皰面脂用辛夷主光澤

面熱赤皰酒皶木蘭皮煎湯洗

令面光潤去風冷桃仁五合去皮用粳米飯漿研之令細以漿水柈取汁令桃仁盡即休微溫用洗面極效

點痣白梅和藥用之

去皮膚風刺黑䵟潤肌膚冬瓜仁主之

令人白淨如玉冬瓜子三五升退去皮擣為丸空腹服三十九

單方

面脂潤皮膚白鵝脂合用之

點黷洗黑默冬瓜藤燒灰用之

面上五色瘡鹽湯綿浸搨上日五六度

面皮急王瓜一名土瓜以土瓜根擣篩漿水勻和入夜先用漿水洗面傅藥旦復洗去

百日光華射人

面生白丹白磁瓦末猪脂和塗

令人不皺光華可愛麋角於漿水中研爲泥塗之

令人赤白如花麋角常服之

悅皮膚作手膏不皸裂臘月猪脂可歷年不壞主之

面及鼻病酒皶馬藺子花杵傅之佳又凌霄花主之

面皶紫草主之

令老人面光潤大猪蹄一具洗淨理如食法煮漿如膠夜以塗面曉以漿水洗

令人悅澤好顏色真珠傅面

令面光白牡蠣末蜜丸服三十九丸

令人細肌膚美顏色久啖牡蠣肉火上炙令沸最美有益入藥用左顧食肉不揀左右

去黑䵷令面色好 白殭蠶並黑牽牛細辛等分為末如澡豆用之

去面黑䵷黶誌 鸕鷀屎傳之

面瘢痱 鸕鷀屎傳之

拭面䵷黷極効 蒼朮以苦酒漬之用

血䵷面皺 蔓菁子爛研入常用面脂中良

滅面上瘢 蘭香一斤以三歲米醋浸令没百日出暴乾為末以傅之

面皰 馬齒莧又馬齒莧汁洗之汁洗之

益顔色 小麥苗作虀喫

好顏色垣衣主之

主黑皮黚黷花癬頭面風海紅豆主之生南海人家園中今蜀中亦種亦入面藥

瘢痍已愈有痕曰瘢玉莽謂美玉可以滅瘢

年少髮白拔去白髮以白蜜塗毛孔中即生黑髮

髮不生取梧桐子搗汁

手後排寫

單方選要卷之四

古雄丹崖趙鳳翔羽伯父編（燕南病夫緝）

鬚髮門

白髮變黑　金櫻子和鐵粉研拔去白髮傳之再出黑亦可染髮

令髮鬚烏黑　醋煮黑豆大者去豆煎稠傳之

長髮　鴈膏可合生髮又鴈膏灰和泔洗頭

肥白人毛自落者　鴈骨脂和豆黃作丸服

令髮至黑　胡桃木舂研皮中出水承取沐之

令毛髮色如漆胡荽青皮壓油和詹糖香塗之
染髭令黑胡荽青皮主之
鬚髮變黑胡荽和胡粉為泥拔去白髮鬢鬚以內孔中其毛皆黑
令髮黑胡荽肉常食之
沐頭長髮令黑石衣燒灰沐之一名石苔又名石髮又名烏韮似苔非苔生巖石陰不見日處青翠茸茸長四五寸
生毛髮金星草浸油塗頭
長髮鬚髮以小水萍膏浴沐之或汁或煮汁

潤毛髮 青蘘作湯沐之即胡麻葉以湯浸之良久延出湯涎稠黃色婦人用之梳髮胡麻自油麻即今呼之爲脂麻是也青蘘是其葉

令髮長潤 麻蕡葉湯沐之

生禿髮 生胡麻擣傳之

白髮還黑 烏麻即苧麻而色黑者九蒸九暴末之以棗膏丸常服之苧即脂字之訛

染髮 華澄茄可用之乃陰地棚椒也

令髮變白爲黑 拔去白髮溶蠟點孔中即生黑髮

年少髮白 拔去白髮以白蜜塗毛孔中即生黑髮髮不生取梧桐子擣汁塗必生黑

解垢髮 燒白棘針取油塗髮垢解

染白鬢如漆 黑桑椹一斤和蝌蚪子一斤瓶盛封閉懸屋東頭百日化黑泥染之

變白不老 多收桑椹暴乾擣末蜜和丸每日服六十丸

白髮變黑 桑椹二七枚和胡麻脂研如泥拔去白髮點孔中即生黑

脉極寒髮鬢墮落令髮潤生 桑白皮二升以水淹浸煮五六沸去滓沐髮鬢髮自不落

髮白變黑 水呑黑槐子

黑髮 槐子投牛膽中漬陰乾百日食後呑一枚十日身輕三十日白髮黑百日內通神

生髪 側栢葉陰乾作末和油塗之取汁塗頭潤鬢髪 又 胡麻生油塗頭上

又 羊屎和鴈肪塗頭

令髭髪易黒 以羊屎内鯽魚腹中瓦缶固濟燒灰塗之甚効

令髪長黒 燒羊屎灰沐之

髪不生 羊屎灰淋汁洗之二日一洗不過十度即生

婦人浸油餙髪 零陵香絶可用

白鬚變黒 母丁香以生薑汁研拔去白鬚塗孔中即再生異黒也

髪赤并白 木瓜浸油梳頭

塗髮不白 覆盆子笮取汁合膏塗

令髮易長 東行棗根三尺橫安甑上蒸之兩頭出汁收之傳髮即長

髮落不生 火麻子一升炒黑壓油傳頭長髮妙

染髮黑色 大麥和針沙沒石子等主之

令髮不白 大麥久食之 又 白藊豆久食之冷氣人勿食

無髮生髮 甜瓜葉搗汁塗之即生

長髮 菘菜子作油傳頭南人取北地蔓菁子種之即變成菘菜

變蒜髮 蔓菁子壓油塗頭

髮禿落令生猪鬐膏用之

沐頭令髮長黑滋潤甑氣水炊飲飯時取用

髮薄不生先以酢泔清淨洗禿處以生布揩大熱臘月猪脂細研入生鐵煮沸三二度傅之徧生

一年變毛髮色黑如漆石榴花及葉乾之爲末和鐵丹服之鐵丹乃飛鐵爲丹亦鐵粉之屬也

沐頭長髮紫衣作灰淋取汁沐此古木錦花也石瓦皆有之

沐頭長髮挼皂葉用之

單方

頭髮堅黃（杵林檎末和醋傳上）

令髮長潤（麻黃葉與桐葉合搗浸水沐之無桐葉亦得黃文見吐衂門六板下血條）

令白髮不生（大麻子五升研桐葉一握搗相和浸三日去滓沐之）

塗頭令髮益黑（椰子漿服並塗）

染鬚（沒石子合他藥染之）

生髮滋潤（白桐皮沐之）

沐髮（皂莢主之）

生髮（豹脂可合生髮膏朝塗暮生）

染鬚髮 橡子炒焦用文見濕痢門十一枝澀腸條下

染鬚髮變黑色 毗梨勒燒灰乾亦効樹似胡桃子形亦是胡桃核似訶梨勒而圓短無稜用亦同法出西域及嶺南交愛等州南海諸國戎人謂之三果

生髮去風痒 菴音諳摩勒取子壓汁和油塗頭上初塗髮脫後生如漆合鐵粉用一斤變白不老佛經中所謂菴摩勒果是也生嶺南及廣愛等州人食其子先苦後甘故一名餘甘

生眉毛 七月烏麻花陰乾爲末生烏麻油浸每夜傅之

髮眉墮落 生半夏莖煉之取涎塗落處立生

染鬚髮令黑

醃家鴨蛋臭敗色黑者煎成油以猪脂上白薄皮裹指塗搌之

染[redacted]

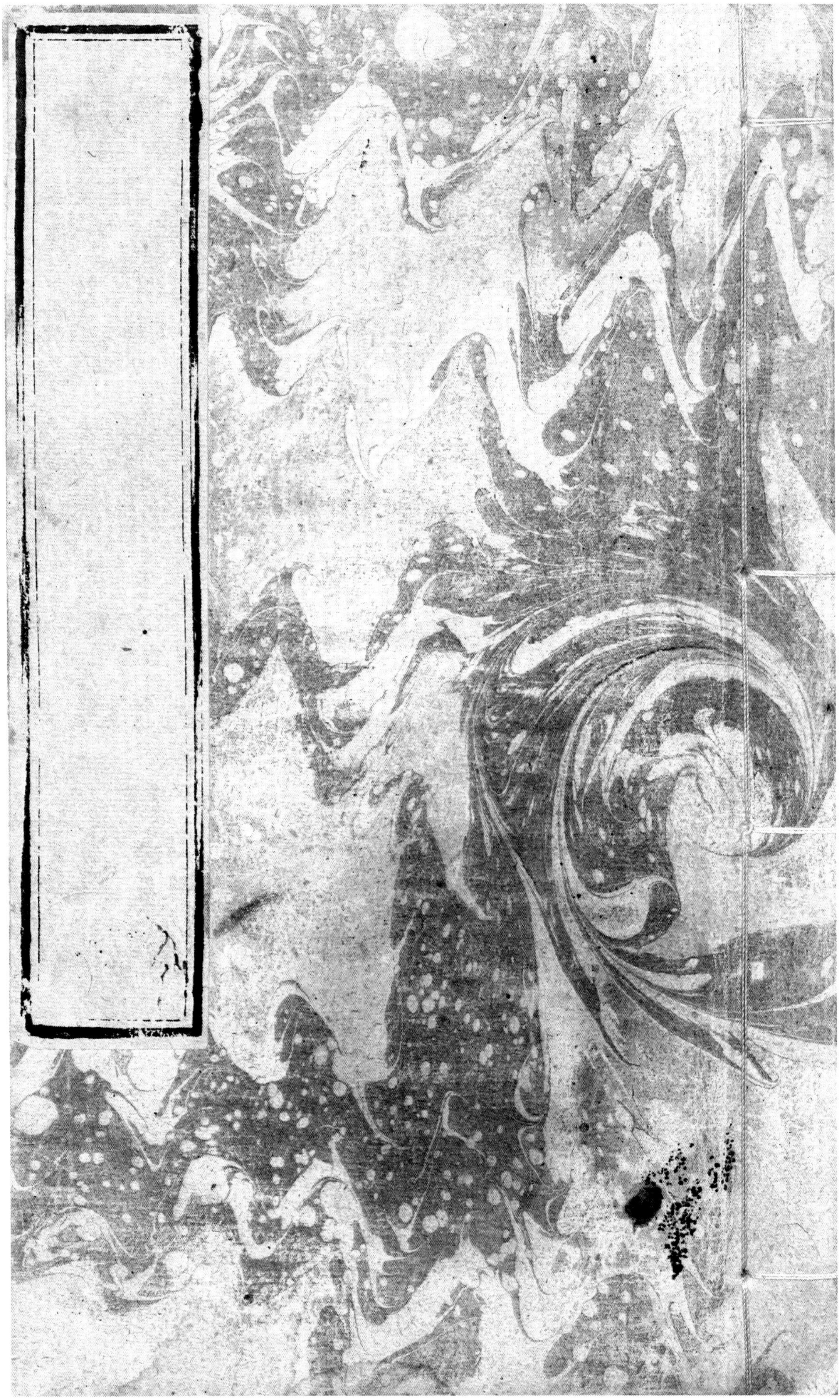

單方選要卷之五

古雄丹崖趙鳳翔友儀父緝

婦人門 吹乳瘡附此一二方餘見瘡瘍門

妊娠偶因所觸或墜高傷趺胎動不安腹中痛不可忍 宿砂不計多少熨斗內盛慢火炒令熱透去皮用仁羅爲末每服二錢熱酒調下須臾覺腹中胎動處極熱即胎安已神効

妊娠日月未足而欲產者 蒲黃如棗許大以井花水調服之

妊娠臨月令易產 榆白皮焙乾爲末日三服方寸匕產下兒身尚皆塗之

胎死腹中或母病欲下胎榆白皮煮汁服三升許

姙娠從脚上至腹腫小便不利微渴引飲猪苓五兩爲末以熱水服方寸匕日三

姙娠漏血不止桑上寄生服之令胎牢固

姙娠月月未足欲産取不見烟火梁上塵細羅與竈突煤合方寸匕酒服

姙娠熱病車轄脂隨意酒服大良

胎動腰痛搶心或下血葱白濃煮汁飲之又胎不安銀器煮羹服

姙娠七月傷寒壯熱赤斑變爲黑斑溺血葱一把水

二升煑熟服之
取汁食葱令盡

姙娠腹痛燒車轄脂末內酒中隨意服

逆生横生瘦胎姙娠産前産後虚損月候不調

崩中百草霜白芷等分末每服二錢童便醋各少許調匀更以熱湯化開服不過二服愈

胎動腰痛胎轉搶心下血菖蒲根汁服之或用乾者一兩酒煎服

漏胎生地黄汁一升酒漬四合煑三五沸服之不止又服

勒乳痛成癰益母草爲末水調塗乳上一宿即差生搗爛亦傅

胎忽因倒地或舉動擎重促損腹中不安及子

疞腹中 以芎藭爲末酒服方寸匕須臾一二服立出

妊婦生男 取萱草花佩於左即於三箇月前轉女成男故名宜男草

妊娠小便不利 蔓菁子末水服方寸匕日三

産婦倒生手足冷口噤 冬葵子炒令黃擣末酒服二錢匕則順

子疞腹中 冬葵子末酒服方寸匕若口噤不開挌口灌之藥下即活

妊娠尿血 黍穰莖燒灰酒服方寸匕

下胎破冷血 女麴黃蒸主之一名麴子黃蒸糜破小麥爲之一名黃衣南人秔米作之於六七月作

墮胎血下盡煩滿豉一升水三升煮三沸調鹿角末服方寸匕

安胎豉汁服之妙此華佗方也又鱸魚食之作鮓猶良暴乾甚香美作膾尤佳

妊娠月未足胎死不出醋煮黑豆服三升死兒立便分解如未下再服

妊娠欲去胎以大麥蘖二兩水一盞半煎至一盞分溫三服

妊娠得病去胎大麥蘖一升蜜和一升服之即下神驗

胎上迫心痛兼下血麴半餅搗碎水和絞取汁服之

落胎下鬼胎鬼胎乃似胎而非胎非真有鬼也麴主之六月作者良陳者炒令香

安胎服竹瀝

姙娠煩悶名子煩 竹瀝一升水四升茯苓二兩合竹瀝煎取二升分三服不差重作亦時時服竹瀝 又竹葉不限多火細細服之

姙娠下血不止名曰漏胎 雞肝細剉以酒一升和服

姙娠得時疾令胎不傷 雞子七枚內井中令極冷破吞之

孕母困篤恐不濟宜去胎 蝱蟲十枚搗爲末酒服之即下

子死腹中欲下胎 燒斑猫一枚爲末服即下

安胎去惡血留好血 荷鼻即荷葉中蔕也煮服之

姙娠子上衝心 葡萄根濃煮汁飲之即下其胎安

孕婦月數未足子死腹中不死母欲悶絕大豆三升以醋煮濃汁三升頓服立出凡云大豆者即黑豆也

妊娠腰中痛大豆一升以酒三升煮取七合去滓空心服之

孕婦臨產煮冬葵葉食之胎滑易產

下乳汁及妳腫俱冬葵子主之

妊娠忽下黃水如膠或如小豆汁秫米即北方釀酒之黃米也黃芪各一兩細剉以水七升煎取三升分服今我北人以高糧之薥訛呼為秫薥也

腹痛安胎烏雞肝一具切過酒五合服令盡其肝勿令入水中

姙娠心煩迷悶胎動不安芋葉煮汁飲之

姙娠八九月墮墜高及牛馬驚傷得心痛青竹茹五両切以酒一升煎五合頓服不差再服又推觸疼痛亦如此方服之

胎動甘竹根煮濃汁服之

姙娠悞失墜忽推築著疼痛竹瀝飲一升立愈

乳癰汁不出内結成膿腫名妬乳露蜂房燒灰研每服二錢水一二盞煎至六分去滓温服煎湯洗之亦得

姙娠尿血阿膠炒令黃燥爲散每食前以粥飲調下二錢匕

姙娠無故卒下血不止 阿膠三兩炙搗末酒一升半煎令消一服愈

又 以阿膠二兩搗末生地黃半斤搗汁以清酒三升絞汁分三服

又 以酒煮鹿角膠二兩消盡頓服

安胎去冷 黃明鹿角膠服之

姙娠血痢 阿膠二兩酒一升半煮一升頓服

姙娠胎死腹中若胎衣不下上迫心 墨二寸爲末酒服之

姙娠傷寒護胎 白藥子不拘多少爲末用雞子清調攤於紙花上可碗來大貼在臍下胎存處乾即以溫水潤之

落胎胡麻子主之有云胡麻皮可作布誤矣作布者當是火麻

難産衣不出胡麻子主之又火麻根煮水服之効

倒産呑麻子二七枚即正素以草麻子催生此附麻蕡條下疑是火麻子

姙婦胎動漏下血不絶欲死白蠟如雞子大煎消三五沸美酒半升投之服差此即蜜爛取削之於夏月日暴百日許自然自或烊內水中十餘過亦白

姙娠時疫熱病令胎不墮伏龍肝水調塗臍方寸乾易調服一錢匕

又以井底泥傅心下

婦人過姙小便致胞轉滑石末葱白調下二錢匕

姙娠未滿日期不得小便 滑石末水和泥臍下二寸

婦人覺有姙養胎轉女爲男 雄黃一兩絳囊盛帶之

婦人橫産 燒布針令赤內酒中七遍服可取二七布針一時火燒乃縫布大麁針也

姙娠卒腰痛如折 銀一兩水三升煮服之

姙娠卒下血 燒錘等鐵內酒中沸定出飮之

欲易産 取市門土臨月帶之

逆生 以塩塗兒足底又可急爪搔之並以塩摩産婦腹上

胎衣不出 燒鐵杵或秤錘令赤內酒中飮之 又貝母七枚爲末酒下

始覺有孕轉女爲男　取弓弩弦一枚縫袋盛帶婦人左臂

又孕未滿月　弓弩弦帶縛腰中滿三月解却即轉女爲男此宮中秘法

日月未足欲產　以全蛇蛻皮一條欲痛時絹袋盛遶腰

產不順手足先見　蛇蛻皮燒灰研末面東酒服一錢更以藥末傅手足即順

橫生難產　蛇蛻一條瓶子內鹽泥固濟燒黑灰存性每服一錢揄白皮湯調服立下

妊娠子死腹中　雄鼠屎五七枚水三升煮取一升去滓取汁作粥食之胎即下

臨產痢　梔子燒灰細末空心熟水調一匙頭甚者不過五服

妊娠頭旋倒地　淡竹茎葉主之

難產瘦胎方 枳殼四兩甘草二兩爲末空心一
大錢匕如茶點服自五箇月後一
日一服至臨月不惟易產
仍無胎中惡病忌登高廁

姙娠時行傷寒 鯽魚一頭燒灰酒
服方寸匕汗出差

乳結硬疼 鱓魚皮燒灰末空
心暖酒調二錢匕

姙娠小便數不禁 桑螵蛸十二枚沸漿水浸淘
令水通投甕鍋中蒸令乾搗
爲末或慢火炙不爾令人洩分二服米
飲下市之賀者以膠粘桑枝上欺人

子死腹中 真珠二兩細末
酒調服盡立出

胞衣不出 苦酒服真
珠末一兩

難産 真珠末一两和酒服之立出 凡用研如粉不細傷臟腑 又 古城任木煮湯服之

令易産 燒龜甲末酒服方寸匕 又 以杵頭細糠燒末服方寸匕糠火力倍常

産前産後痢 敗龜一枚以米醋炙爲末米飲調下

妊娠心熱 煮蘆根汁飲之

妊娠胎動欲墮腹痛不可忍 苧根二两剉銀五两酒一盞水一大盞同煎去滓不計時候分溫作二服

妊娠忽下黄汁如膠或如小豆汁 切苧根一升去黑皮銀八两水四升半煎二升服入酒二合半或半升煎五合作二服

姙娠下痢取白楊皮即吾北地俗呼為青楊是也以一斤水一斗煮取二升分三服

破胎墮胎蟹爪主之又皂莢主之

倒產難生原蠶子燒末飲服二錢

始覺姙娠轉女為男原蠶屎一枚井花水服日三

胎孕九箇月將產消息猪肚一箇依常法著葱五味煮熟食之不盡再食不與別人食

胎衣不出腹滿殺人多服猪脂佳

難產衣不出兎頭皮毛並燒灰酒服之必効頭灰亦可單用酒服

產前滑胎 臘月兎頭腦髓一箇攤於紙上令匀候乾剪作符子於面上書生字一箇覺母陣痛時用母釵子股上夾定燈焰上燒灰盞盛煎丁香酒調下

能落胎並產後餘血不下 兎頭骨燒灰服

催生及難產聖妙 筆頭一枚燒為灰細研為末搗絞生藕汁一盞調下立產若母虛弱及素有冷疾恐冷藕動氣即於銀器內重湯煖過服之

妊娠中風寒熱腹中絞痛 不可針灸乾鮑魚一枚酒服燒灰方寸匕取汗

妊娠傷寒 鯉魚頭燒末酒服方寸匕令汗出

催生 燒鼠足服 又 乳香一分黃明者細研取母猪血和丸令匀桐子大每服五丸酒下

[illegible]其形即如螄尖稍平白質赤文此即觳外之門包

難產海馬將産帶之於身神驗或燒灰飲服之或手持之收之㬥乾以雌雄為對

又取即君子手把之便生極有驗南海及東海亦有之有雌雄其色青碧狀似半箇杏仁欲驗真偽先於口內含令熱然後放醋中於平器內各遠遠置之則雌雄自相趂逡巡便合即下其卵如粟狀是也經云此是人間難得之物余於崇禎戊寅避虜難於東海之即墨始得之彼人呼為相思子又呼為鴛鴦子也

又赤小豆生吞七枚

又出若女二七枚出

胎不安絹褁鯉魚鱗和魚煮羹食後去鱗食之驗

産婦房中宜用以醋氣不斷為佳蓋醋益血也

難産及胎衣不下童男尿二升薑葱各二分煎三兩沸乘熱飲便下

難産 臨時取夫衣帶五寸燒爲末酒下裩帶最佳 又 弾丸土末一錢熱酒調服大効

胎衣不出 取婦人裩覆井口立下本婦者更佳

難産 取弓弩弦以縛腰及燒弓弩牙令赤内酒中飲之皆取發放快速之義

又 弓弩弦燒灰爲末酒服二錢匕 又 狗毛主之 又 萆麻子二枚兩手各把一枚須臾下

令易産 水獺皮令母帶之 又 麝香一錢研水調服立差

難産 水馬令婦人臨産帶之或臨時燒末飲服亦可手持之如羊之産最易也其蟲首如馬身如蝦背傴僂身有竹節紋長二三寸或五六寸又名海馬俗人作房中藥

令易産 取鼺鼠皮毛與産婦持之一名飛生毛極蜜人取其皮爲煖帽

令婦人斷產無子 取印紙剪有印處燒灰水服一錢匕神效

姙娠始覺轉女爲男 以雄黃一兩絡囊盛帶之

難產 婦人兩手各把石鷰一枚立驗 又 吞皂角子二枚立差 又 墨末水服一寸立產

逆生 以手中指取釜下墨交畫兒足下即順生

下乳汁 土瓜根爲末酒服一錢一日三服 又 糟煮蜆肉食之良

催生 海帶主之 又 吞槐子七粒 又 草麻仁傅手足心產下速拭去

產後渴 煉蜜過熟水溫調服即止

產後血氣暴虛汗出 淡竹瀝三合微煖服之須臾再服

產後虛損 煮鯉食之天行病後不可食

下乳汁 死鼠一頭燒灰酒服方寸匕一云鼠作臛與食之勿令婦人知

產後欬逆經三五日不止欲死 煎壁鏡窠三五箇呷差此小蜘蛛於壁間作網為窠甚密生子於中吾俗呼之壁錢子是也

產婦血暈昏迷上衝悶絕不知人事 五靈脂一半炒熟一半生用搗為細末每服一錢溫熱水調下如口噤者以物斡開灌之此是寒號蟲糞多夾沙石先酒研飛鍊去沙石乃佳入喉即愈

產後血暈氣絕 丈夫小便濃研墨服一升 又 水磨墨服之

産後陰痛 訶梨勒和蠟燒熏及熱煎湯熏通手後洗之取六稜者是

婦人血塊 取蚣蝍煮食之

婦人勞損下血 煮蚶食之

崩中漏下清黄赤白使人無子 好墨末一錢匕服之

少女血熱風毒四肢皮膚生癮瘮并行經脉 凌霄花搗末每服二錢温酒調下食前服之甚効

婦人血露 椶灰主之

漏下赤白 黄明鹿角膠服之

單方

令婦人有子 黄明鹿角膠服之

婦人無故尿血 龍骨細研以酒調方寸匕空心服之日三

婦人心痛血氣刺不可忍 五靈脂淨好者蒲黄等分爲末每服二錢好醋一杓熬成膏再入水一盞與藥末同煎至二分去滓熱服立効

婦人患腰痛 蘘荷根向東者一把搗絞汁三升服之

月信滯 蘘荷根細切煎取二升空心酒調服

産後身強直口噤面青手足強反張 以竹瀝一二升飲之

難産横生血上搶心 黑狗血主之

產後悶頓不能食白犬骨燒研水服方寸匕

下乳汁狗四脚蹄煮汁飲之又赤小豆煮汁飲即下

帶下十二疾牡狗陰莖陰乾或爲灰服之

赤白帶下日久狗頭灰細末空心每服溫酒調下一錢匕又薤白主之

產後惡血煩悶羖羊角燒灰酒服之以青羝爲佳

血崩及大便血並痢黃牛角䚡用尖燒灰微存性服之並帶下

產後諸痢煮薤白食之惟多益好用肥羊肉去脂作炙食之或以羊腎脂炒薤白食

產後血下不止烏氊主之久卧吸人脂血令人無顏色上氣

產後下血虛羸殆死蒲黄二兩水二升煎取八合頓服之

產後心悶手足煩熱厭厭氣欲絶血暈心頭硬乍寒乍熱增寒忍不禁續斷皮一握剉以水三升煎取一升分三服溫服如入行三二里再服救產後垂死

產後陰下脫蛇床子絹袋盛蒸熨之

溫中坐藥蛇床子仁爲末入白粉少許和匀如棗大綿裹內之則溫矣

陰戶痛蛇床子絹袋盛蒸熨之

產後心悶目不開生赤小豆杵末東流水服方寸匕不差更服

產後不能食煩滿 赤小豆三七枚燒作屑篩冷水頓服之佳久食遂津液令人枯燥抽肌肉瘦人

乳腫不消 赤小豆莽草等分為末苦酒和傅之

破婦人惡血 大豆黃卷主之

產後兩目冝服 黑豆五升選擇令淨清酒一斗半炒豆令烟尚絶投於酒中看酒赤紫色乃去豆量性服之可日夜三盞半料亦可性本平修治有數等之効煮汁甚凉壓丹石毒及諸藥毒作腐則寒而動氣炒食則熱投酒入風作豉極冷黃卷及醬皆平牛食之濕馬食之凉體一而用殊

產後下血不止炙桑白皮煮水飲之

血露不絶截桑根取屑五指撮醇酒服日三

落胎下血不止桑木中蝎蟲燒末酒服方寸匕日二

女人陰中生瘡如蟲齩疼痛桑葉生搗綿裹內陰中日三四易差

又三月三日採桑花曝乾杵末水服二錢匕

產後百病諸氣桑仁一千二百枚去雙仁皮尖熬搗極細以清酒一斗五升研如麥粥法以極細爲佳內小項甕瓶中密以麵封之內湯中煮一伏時溫酒和服一匙日再如不能多作作十分之一亦可

崩中毳毛療之又百草霜二錢猪膽汁拌勻分作二服以當歸酒調下

陰腫瘙癢擣毳仁傅之

産後陰腫痛燒桃仁傅之

陰蝕若中爛傷狼牙草三兩㕮咀以水四升煮去滓內苦酒如雞子一杯以綿濡湯瀝患處日四五即愈

難産及胞衣不下蓖麻子七枚研如膏塗脚心底子與衣纔下速洗去不爾腸出即用此膏塗頂腸自入神妙

一切風頭目痛天南星一箇掘地坑子火燒令赤安於坑中以醋一盞以盞蓋

之不令透氣候冷取出爲末每服一字以酒調下重者半錢

崩中不問赤白遠近槐枝燒灰食前酒服方寸匕

催生赤馬皮鋪之令手爪甲產婦臨時坐之又主之

產後餘血攻心或下血不止心悶面青身冷氣欲絶新羊血一盞飲之三兩服妙

勞熱胎動下血手足煩燥蒲黃根絞汁服一二升

崩中刮蠶上毛用之又竹茹主之

破血樹上乾蠶酒摩服之又酒煎黃脣服

令婦人有子 狗骨煎為粥熱補 又取蝙蝠服之

產後血暈築心眼倒風宿欲死者 乾荊芥穗搗篩二錢匕每用童子小便調熱服立効日噤者挑齒閒灌鼻中皆効

產後中風眼反折四肢搐搦 荊芥穗子為末酒服二錢匕藥下可立待應効又訛為薑芥初生香辛可啖取作生菜

產後百病血熱中風痰痱止痛背強日噤但煩熱痰凝渴身背腫悶嘔逆 大豆五升小者佳即黑豆也束流急水淘淨無灰酒一斗炒豆令微烟出傾入酒瓶中沃之經一日已上服酒一升取差為度隨量

多火服若口噤加獨活半斤微微搥破同沃
仍增酒至一斗二升暑月旋作恐酸壞

産後猶覺有餘血水氣者黑豆五升炒令烟絶酒斗二升淋服

産後中風困篤或背強口噤或但煩熱苦渇或
身頭背重或身痒極嘔逆直視此皆虚熱中風大豆三升炒令極熟候無聲器盛以酒五升
沃之熱投可得二升盡服之溫覆令火汗出
身潤即愈産後得依常稍服
之以防風氣又消結血

産後風虚五緩六急手足頑痺頭旋眼眩血氣
不調大豆一升炒熟熱投三升酒中密封隨性服之

產後腹中鼓脹不通轉氣急坐卧不安大麥蘖末一合和酒服食良久通轉神驗

產後血不定奔四肢并違墮狗頭骨灰以酒調下二錢匕甚効

令易產羖羊角刮尖爲末酒調服方寸匕

產後心悶不識人汗出羖羊角燒末以東流水服方寸匕未差再服

中風口噤舌本縮芥子一升細研以醋三升煎取一升傅頷頰下立効

產後欬逆氣亂心煩乾柹一枚碎之以水十分煮熱呷

產後破血煮芋食之

產後口乾 枇杷葉去毛炙煮汁飲之

有婦人患肺熱久嗽身如炙肌瘦將成肺勞 枇杷葉以麄布拭去毛炙同木通款冬花紫菀杏仁泡去皮尖桑白皮剉去紅皮炒黃色各等分大黃減半酒蒸同爲末蜜丸如櫻挑大食後夜卧含化一丸未一劑便愈

女人經血不行及諸癥瘕病室女萬瘕丸 乾漆一兩爲麄末燒令烟盡牛膝末一兩生地黄汁一兩入銀器中熬候可丸丸如桐子大每服一丸如至三五丸酒飲下以通爲度

產後中風煩渴 紅花子五合微炒研碎以一匙水一升煎七合徐徐呷之

產後血暈口噤腹內惡血不盡絞痛胎死腹中酒煮紅藍花服俗人止呼紅花

宿血氣以鬱金温醋摩服

產後穢汚不盡腹滿延胡索末和酒服一錢立止

產後諸病因血所為或月經不調腹中結塊崩淋露產後血暈暴血衝上因損下血延胡索或酒摩或酒煮服此物大抵主破血

產後惡露及兒枕延胡索與三稜鱉甲大黃為散服之能散氣通經絡蛀蚛

成末使之良

令墮胎易出牡鼠四足及尾主之

室女月水不通鼠屎一两燒灰研細空心温酒調下半錢

胎衣不下生呑雞子清一枚

難産自雞距及腦燒灰酒服之又燒銅弩牙令赤投醋三合良久頓服立産

産後血氣運取美清醋熱煎稍稍含之即愈

月經大過甜瓜子爲末去油水調服止之 重出

産後血刺心痛欲死熱滚湯一盞服之

乳無汁 栝樓根即天花粉齊人謂之天瓜根燒灰米飲服方寸匕產後井花水調末服方寸匕日二服夜流出

風瘙癮疹身痒 蒼耳花葉子等分搗羅爲末豆淋酒調服二錢匕此味忌猪肉

血氣攻腦頭旋悶絶忽然倒地不知人事 蒼耳嫩心俗名喝起草陰乾爲末以常酒服一大錢不拘時服之多連腦盖善通頂門其功大効

血瘕痛 古秤錘或大斧或鐵杵炭火燒赤內酒中稍稍飲之

產後腹痛 户限下土末一錢匕酒中熱服

崩中下血 生取大薊根搗絞汁半升許服立差 又 鹿茸炙末空心溫酒服方寸匕

月候傷過 搗小薊汁半升服之

積年食癥攻刺心腹 青礞石細研得大黃京三稜等良可作丸服

小兒橫生倒生不可出 梁上塵酒服方寸匕 又 葵花為末酒服方寸

產後氣逆 青橘皮為末葱白童子小便煎服之

白帶下臍腹冷痛面色痿黃日漸虛困 白葵花一兩陰乾為末空心溫酒送下二錢匕赤帶下用赤花

催生 黃蜀葵子焙乾為末井花水下三錢匕如無子以根細切煎汁令濃滑待冷服之

又 以鐵器燒赤淬酒喫便分解 又 黃蜀葵子四十九粒研爛用溫水調服良久差

產後有血心煩腹痛清酒一升生地黃汁和煎二十沸分三服

赤白下藕豆花乾末米飲和服

產後日乾舌縮渴不止打雞子一箇水一盞衝之攪蓋少時服

子死腹中不出雄雞屎二十一枚水二升煎五合下米作粥食即出

月經不通飲人乳又虎杖根搗以酒浸常服有汁三合又孕忌服文見備方雜治中

催胎衣不下亂髮頭髮結撩喉口中

產後脫腸不收脂麻油五斤煉熟以盆盛後溫却令產婦坐油盆中灼一頃飯久用皂角炙令脆去麄皮爲末少許吹入鼻中令作嚔立差神効

單方　　婦人　十九

産後血不去不得與男子通否則病益甚且成久疾忌一月

胞衣不下大麻根一二莖水一升煎半升頓服

令易産大麻根三莖水一升煎取半升頓服立産

産後穢汚不盡腹滿麻子三兩酒五升煮二升分温二服當下惡物

女勞疸身目皆黄發熱惡寒小腸滿急小便難内大熱大勞交接後入水所致亂髮雞子大猪脂半斤煎合盡分二服

陰腫堅痛枳實半斤碎炒令熱故帛裹熨冷即易

月水不通厚朴三兩炙水三升煎一升爲二服
空心不過三四劑差又鼈甲主之
產後暈絶半夏一兩擣爲末冷水和丸如大豆
許内鼻孔中即愈此扁鵲法也
產後血氣衝心煩渴紫葛三兩水二升
煎一升去滓呷之
產後不乳子畜積乳汁結成癰蒲公草擣傳腫
上日三四度易
無故尿血胡鷰窠中草燒末
酒服半錢
崩中血凝疰生胡麻一升擣内熱湯
絞取半升服立愈
陰瘡生嚼胡麻
仁塗之又瞿麥葉
絞汁傳
血氣心痛及痃癖冷氣以酒醋摩蓬莪茂服之
効

一切氣開胃消食通月經消瘀血止撲損痛下

血及內損惡血酒醋研蓬莪茂服之此即南中薑黃根火煨透乘熱搗即碎

血氣閉月候不勻煎木通飲之

產數日不出子死腹中瞿麥煮濃汁服

產後血狂暈百合白花者主之

產後瀉血不止乾艾葉半兩炙熟老生薑半兩濃煎湯一服便止妙

經候不通麻花白麻主之以此通經䗪蟲爲之使有云是牡麻無實者有云蕡即實

其皮可作布及屨是有云是枲諸說不一看

來如吾鄉所種者葉似黄蜀葵葉而堅厚有

椏如手指其實攢簇如薊種大皮厚滐綠色
可炒擣入鹽食之亦可壓作油俗呼為小麻
子或即此種而云火麻也其皮作麻謂之好
麻甚堅直南人作布及屨者或即此也若枲
麻色甚白鬆而不堅雖有子未見
作油及食之亦軟而不可作布也

血奔 以舊敗蒲席燒灰酒調下二錢匕

陰痒絕產 狐肉煮炙任食陰莖同功

水戸腫痛 烏賊魚骨燒末酒下方寸匕日三服

月水不通破血積癥瘕 皆䗪蟲主之生川澤及沙中人家墻壁下土中溼處好生鼠壤土中狀似鼠婦而大寸許一名土鼈

乳脈不行 研土鼈一枚水拌合濾清服勿令患者知十月取暴乾用之

吹妳惡寒發壯熱 猪肪脂冷水浸搨之熱即易立効

產後中風血氣驚邪憂悸氣逆 猪心一枚切扵豉汁中煮五味撈調和食之

陰中苦痒搔之痛悶 猪肝炙熱內陰中當有蟲隨肝出

乳無汁 猪蹄四枚治如食法以水二斗煮取一斗去蹄土瓜根通草漏蘆各三兩以汁煮取六升去滓內葱白豉如常着少米煮作稀粥食之食了或身體微熱有少汗出佳乳未下更三兩劑大驗 又 燒鯉魚頭研末酒調下一錢匕 又 水煮露蜂房一服五合汁

女子月候不通欲成血勞癥塊並血積聚水蛭主之

漏下赤白及血崩烏賊魚骨炙黃去皮為細末服之又牡蠣粉主之

漏下五色羸瘦燒鼈甲黃色爲末酒服方寸匕日二須生剔去肉佳勿用煮脫

產後肚痛血不下蟹並虎杖根酒服又主之

破宿血產後血閉痛蟹脚爪酒及醋湯煎服

產婦血暈與苧蔴挑之

產後腹痛以苧安腹上則止

女子髮落或不黑芭蕉油塗之

乳房初起微赤不急治則成速消方苧根搗傅數易之

乳癰二三月腫痛不差堅紫色煎柳根皮熱令溫熨腫一宿愈

血崩及產後下血不止月信來多赤帶下皆椿東引細根一大握洗以水一大升煮分再服便斷

產後中風角弓反張不語大蒜三十瓣水三升煮取一升拗口嚾之

陰隱瘡龜甲煮汁浴漬之良

產後腹中痒取箭簳及鏃安所臥席下勿令婦人知

帶下白殭蠶七枚為末酒調服方寸匕立効

崩中下血不止 衣中白魚殭蠶等分為末以井花水服之日三差

下㾮自殭蠶末二錢酒調下火須以芝麻茶一錢熱投之梳頭數十遍㾮汁如泉

産户瘡蟲痒 鰻鱺魚燒熏之或食

夢與鬼交 鹿角末三指一撮和清酒服即出鬼精

胞中餘血不盡欲死 清酒和鹿角灰服方寸匕日三夜一

傷中絶脉筋急痛欬逆 鹿髓酒和服之良

血崩赤白帶下 黄牛角䚡灰煖酒服之 又 文蛤主之

難産 牛糞中大豆一枚擘作兩片一片書父字一片書子字仍合以水呑之立産

產後血不下 益母草搗絞汁每服一小盞入酒一合溫攪勻服
產後血暈心氣亂 益母草絞汁服一二盞妙
帶下赤白 益母草當花開時採搗為末每服二錢食前溫湯下又鰻鱺魚主之
夜夢鬼交 安息香雄黃合丸燒熏丹穴永斷
陰寒腫痛 松蘿主之即寄生於松上者
一切血氣破陳血落胎通月經破癥結及產後
血絞肚痛 皆鬼箭主之有大効
產後遺尿 故雞窠中草燒末酒下一錢即差

乳無汁 鬼箭五兩水六升煮四升一服八合日三服亦可作灰水服方寸匕日三服大効只使箭頭每幹有三翅用拭上赤毛用酥緩炒過用之每一兩用酥一分炒酥盡為度

產後惡血衝心痛氣悶欲絕 桂心為末狗膽汁丸櫻桃大溫酒磨下二丸

又 生藕絞汁一升飲之

產後腹中瘕痛 桂末溫酒服方寸匕

產後血泄不禁止餘血彌痛 桂心乾薑等分末空心酒服方寸匕

遺尿不知出時 船故茹為末酒調服三錢

崩中及吐痢血不止 皆用敗船茹刮漏處故竹茹取乾煮之亦燒作屑服

之已上用燈心敗席煮服更良

崩中漏下青黃赤白使人無子 蜂房末三指撮酒服之大神効

産後下痢腰腹痛 雉一隻作餛飩食之

令易産 鸕鷀即水老鵐高樹結巢哺雛取水中魚者是也産時取屎令婦人執之孕婦不可食其肉 又取蓮花一葉書人字吞之立産

産時 煮冬葵子頓服佳若困悶以子一合水二升煮取半升去滓頓服少時便産

陰中蟲癢不可忍 燒杏仁令烟盡綿裹內陰中

血脉不通及赤白帶下 石榴東生根一握炙乾濃煎一大盞服之差

産後腸出痒不可忍以針線袋安所卧褥下勿令知

月閉血瘕及墮胎鼠負主之凡用炒去足生水甕下及下濕處土坎井中俗呼之為濕生蟲是也

無故遺血溺衣中取衣中及故紙中白魚二十箇內陰中

難産鼈甲燒灰服方寸匕立出又鼈孔中木入鐵裏者燒末酒服下産

産後虛勞骨節疼痛汗出不止猪腎造睎臛以葱豉米如法食

産後淋瀝血氣不調羸瘦止血鱓魚作臛食之不可以桑柴煮

瘀血血閉木蝱主之今人多用飛蝱去翅足炒用以其推食牛馬等血故也

胎死腹中 鹿角屑二三方寸匕煮葱豉湯和服之立出

下閉血瘀血女子帶下下血 沙牛角䚡燒灰煖酒服之

行瘀血閉 樗雞主之生樗樹上七月採暴乾用形類蠶蛾但頭足微黑翅兩重外一重灰色下一重深紅五色皆具腹大爾雅云螒天雞郭璞云小蟲黑身赤頭一名莎雞一名酸雞廣雅謂之樗鳩蘇恭云五色具者為雄良青黑質白斑者雌不入藥今所謂莎雞者亦生樗木上六月後出飛振羽索索作聲但頭方腹大翅羽外青內紅而身不黑頭不赤蓋別一種而同名乎今在樗樹上者頭翅皆赤人呼為紅娘子乃如舊說然不名樗雞疑是此蓋古今之稱不同耳

崩中帶下 先服生地黃蜜煎訖後以鱟魚尾燒灰服効骨皮燒灰米飲下亦得此魚大小皆牝牡相隨牝無目得牡始行牡去牝死尾長二尺生南海多食發嗽並瘡癬

產後痢 方同前 又没食子一箇燒為末和酒服方寸匕冷即酒服熱則飲下

凡產後忌生冷物 惟藕不同生冷惟破血故也

血瘀勞積月閉不調腰脊痛有損血及心腹間疢 皆木蠹主之一如蠐螬節長足短生腐木中穿木如錐刀至春羽化一名蝎爾雅云蝎蛣蝙注云木蠹

血結腹堅痛 牛膝一大把並葉不許多少酒煮飲之立愈

崩中帶下 金櫻炒末服 又 櫻櫚子及皮皆主之 又 橡子炒僕用殼染皂者是

冷氣結聚血氣痛 鬱金溫一醋摩服

血氣熱痛 延胡索酒煎服不熱亦可服

令易產 蒜一種似大蒜而多辦有葷氣彼人謂之蔎子煮與蓐婦飲之江北則無

血瘕 山蒜似大蒜臭以苦醋摩服多効一名蒚

淋 自取爪甲燒灰水服

女勞復 婦人月水主之

新產後 童子尿溫一盃飲壓下敗血惡物不可過多恐令人發帶病凡氣血虛無熱者

不可多服其性寒推熱勞方中用之

血隔遊風崩中帶下凌霄花主之

崩中卒下血墨以醋摩服之　又以燈心敗席煮服更良

產後陰下脫燒兔末傅之

帶下兔皮燒烟盡擣為末酒服方寸匕以差為度　又白藊豆主之黑者小冷白者溫

產婦腹痛鯉魚燒灰酒調服之

破產婦滯血鯉魚鱗燒烟盡研酒下方寸匕

治帶下排膿野鴿糞一两炒焦麝香別研吳茱萸末各一分赤芍藥青木香各半

兩柴胡三分延胡索一兩炒赤色去薄皮七物同爲末溫無灰酒空心調一錢服候臘盡即止後服仍以他藥補血臟

產後血痢小便不通臍腹痛 生馬齒菜擣汁三合煎一服下蜜一合攪服之

漏下 龍骨主之

破血產後血脹悶欲死 蘇方木即染紅色梳木水或苦酒煮濃汁服効

安胎及姙娠腹痛 樺樹皮主之文見瀉痢門十扳止熱痢條下

血氣心腹痛經絡不通及失音血滯虛勞血癖

皆蘇方木主之

卒赤白下 李樹東面皮去皺皮炙令黃色水三升煮汁去滓服之日再驗

令婦人多乳 野雌猪肉美冬月在林中食橡子取其練令精細以一匙和一盞酒服日三服令多乳服十日可供三四孩子

乳無汁 麞揔名麕取肉臍食勿令婦人知

月水不通 狸陰莖燒以東流水服之 又 天花粉主之

血噤并產後血暈及鬼胎血邪 皆真安息香主之

墮胎氣 天仙藤與大黃同服之春生苗蔓延作藤葉似葛葉圓而小有毛白色四時不

凋根有鬚夏月採根菌南人用之最多生江淮浙東山中味苦温微毒

陰腫二十四板調氣條下

茬葉生搗綿裹內之三四易文見雜治門

一切老血及產後諸疾結痛血上欲死煮倒掛藤汁服

之生深山如戀鉤有逆刺倒掛於樹葉尖而長

止妬梁武平齊獲侍兒十餘郗后憤恚成疾左右曰山海經云鶬鶊爲膳可療使不忌郗茹之妬減又鵲雞膏半揚䕫著又主之

令無妬晉張天錫言乳酪養性人無妬心出史

血泛經過甜瓜子內仁搗作末去油飲調服之立絶

産後肌浮柑皮酒服立差

消胎婦人有娠食干薑令胎内消當忌之

産後惡心白朮二分加生薑減半㕮咀水一盞煎至七分温服此華佗方如神

血崩甚者淩霄花焙乾爲末酒下三錢立止晝夜不定者一服効華佗方

安胎香附子炒去毛令淨爲細末濃煎紫蘇湯調下一錢華佗如神方

産後血不快刺痛五靈脂蒲黄等分細末二錢醋半盞同熬成膏再入水一盞煎至七分熱服痛如失

催生危急乳香一兩朱砂半兩爲末端午日猪心血丸梧子大乳香湯下一粒神效

臨產
語忘敬遺二鬼名孕婦臨產呼此二名則
無害人

古雄丹崖趙鳳翔羽伯父緝

怖異鬼邪門 兼狐魅等

宅多災異鬼殃 埋大九石於宅四隅搥桃核七枚

辟魔 以雄黃一塊帶頭上妙

五邪驚啼悲傷及婦人鬼魅悲泣 鯪鯉魚即穿山甲燒灰或酒或水和方寸匕服

山魈為祟擲瓦石開戶牖 且夜於庭落中爆竹數十竿

鬼魘不悟 皂莢末刀圭起死人

人好魘 皂角末吹鼻中 又 桃仁熬去皮尖三七枚以小便下之

殺鬼邪惡不祥 桃蠹主之即食桃蠹也

殺疰鬼惡 三月三日採桃花陰乾用之

精魅邪氣 桃符煮汁飲之桃奴丸散服之桃仁每夜嚼一顆和蜜塗手面良

鬼精邪氣 樹上乾桃酒摩服之 又 犬心主之

除邪鬼 桃樹莖白皮主之 又 食雄黃鬼不敢近

鬼擊之病得之無漸卒著人如刀刺狀胸脇腹

內痔結切痛不可抑按或吐血鼻血出或下血
十名鬼排以醇酒吹又斷白犬頭取熱
兩鼻內血一升飲之
百邪鬼魅栢子仁又水服頭垢一
主之小豆大枚
殺精魅邪鬼琥珀
主之
殺鬼魅殺羊角又市廁木用太歲所在日當戶
燒之燒熏之
尸生鬼疰病即五尸之一注又挾諸鬼邪為祟
其病變動有一十六種至九十九種大略使人
寒熱淋瀝沉沉默默不的知其所苦而無處不

惡累年積月漸就煩滯以至於瘀瘀後復傳傍
人乃至滅門覺如此候便宜急治桃仁五十枚碎研以水煮
取四升一服盡當吐吐病不盡三兩日不吐再服
桃符板辟鬼左書神荼右書鬱壘四字乃上古之兄弟二人名也
掃不祥桃茢乃鬼所畏也茢苕帚也可常用之
殺百鬼精物五毒不祥桃梟主之一名桃奴是樹上不落之桃正月採
殺鬼氣白豆雞頭主之東主之又門上者良
卒魔虎頭骨爲桃桃之

安心神常不魘寐除邪氣驚夢狂越辟惡鬼不祥羖羊角主之

辟邪魅芥子燒及取狐頭服之痔漏食之即發又燒之

鎮宅芥子主之

鬼魘不寤伏龍肝末吹鼻中

卒中五尸遁尸其狀腹脹氣急衝心或磥塊踴起或牽腰脊雞卵一枚取白呑之困者搖頭令下

心病鬼疰狂邪氣取竹籬頭水空樹中水皆可飲之

單方　共三

殺鬼精恍惚妄語共飲竹籬頭水及空樹中水高樹穴中雨水皆得之名半

天河勿令知之

卒得鬼打粟米拌水攪服之

又取刀鞘二三寸燒末水調服之腰刀彌佳

瘵狂邪白雄雞肉主之

五邪雞心主之此物有毒

狐魅取狐心肝生服其狐魅狀候或乂手有禮見人或投靜處獨語或躶形見人或抵揖無度或多語或緊含口乂手坐禮度過常尿屎亂放此之謂也

見鬼狐腹肚作羮臛食之良

鬼氣青蒿取子爲末酒服方寸匕差文見虛損門第四板骨蒸條下

忽忽睡不知人百邪鬼魅驚狂白薇主之

鬼打及彊鬼排突人致惡者鐵槌柄和桃奴鬼箭等和丸服

鬼氣注忤中惡心腹痛背急氣喘惡夢悸常爲鬼神祟撓者故甑板用水及酒和東引桃枝煎服當吐下此古塚中棺木也彌古者佳杉材最良

鬼氣心痛土中古木腐爛者名地主酒煮服一合

中惡注忤心腹痛 腐竹根先入地者煮服之一名鬼齒一名鬼針爲其賊惡隱其名爾

魍魎神等 古厠木用太歲所在月當户燒熏之

除鬼魅氣辟惡 蘇合香燒之

除邪令人無夢魘 服蘇合香 又 以真麝香子置枕中頸間枕之

患鬼氣 獨頭蒜一枚和雄黄杏仁研爲丸空腹服三丸静坐少時患者當毛出即差

男子與鬼婦交接日久陰氣相侵已深或腹中暴下 可急服平胃散補安精神即當痊愈昔宋乾道間有人與女鬼久交鬼臨行教服之

其人日我曾讀夷堅志見孫九鼎遇鬼亦服此藥吾思此藥平平何得奏効鬼道此中有蒼术能去邪氣恐我去後郎君腹中暴下故令服只依我便了後果暴下服之愈余謂术能除陰冷惡穢邪氣及讀野史見此方即拈出

女鬼與生人交而生子其子當以人間物養之但不以常食味耳

閩中韓生名慶雲者與鬼女王玉英交生子其姑欲觀其孫玉英對韓生云孫該見婆婆但兒受陽氣尚淺未可便與生人見待過幾時則可其姑欲捉破他蹤跡魃地而徃玉英見之即抱兒迸走餵兒之物都遺在地看是蓮肉拾起元是蜂房中白子余謂蜜蜂及馬蜂房中未成頭足白蛹皆能補益而味甚美人多不知食

之玉英以為兒受陽氣尚淺未敢與生人見
此必助陽氣之物使氣全方可令人見此事
物甚有道理故於野史中撫出此兒陽氣既
全遂送之他方養之後父子相會甲第成名
世俗人不可不信有此事
則此方又不可不傳於世

鬼魅 臘月取烏鴉尾鎮水服獺肝末
泥煨燒爲灰飲下 又 日三服差

癲狂鬼魅 鵲巢多年者燒之
仍呼祟別物名號

邪魅野狐魅 鷹肉食之或
燒末服之

鬼疰精魅 用人戴敗竹笠取上竹
燒酒服之一名敗天公

妖魅猫鬼病不肯言鬼 鹿角屑搗散水服方寸
匕即言實也

鬼氣鬼注　樗根皮一握細切以童便二升豉一合宿浸絞汁煎一沸三五日一服

辟諸厭穢疢氣　鼉主之畫像亦能止之

尸疰鬼疰腹痛　自鵝骨炙黃末空心煖酒服方寸匕又麝香研以水服之

除百邪殺鬼魅　鬼箭削去皮羽主之即衛矛是也

遣祟　鬼箭燔之

鬼疰　鬱金香主之　又擁實主之　又樟根主之

辟鬼　樺木脂燒之　又虎頭骨置戶上

辟三十六種精魅　取虎肉食之

驚邪辟惡鎮心 虎眼光主之凡虎夜間以一目放光一目看物獵人候而射之弩箭纔及目光隨墮地得之者如白石是也

鬼疰驚癇 虎骨煮浴之

辟惡魘 虎頭作枕

瘵邪 虎骨雜朱書符

擒鬼 昔有神巫瑤眊能符劾百鬼擒鬼以無患木擊殺之世人以為衆鬼所惡競取為器用故號無患今僧家以其子為念珠紫紅色小者佳出佛經

辟邪惡氣 無患子中仁燒令香 又取麝香帶之或入枕枕之

飛尸無患子燒令香其子黑如漆僧家作念珠用紫紅者文見前擒鬼條

心腹鬼疰精物老魅及夜卧自驚恚怒伏氣在心下皆龍骨主之

鬼蠱毒寒熱馬牛羊猪犬雞毛蹄甲主之騾驢亦其類駱駝尤良

傳尸鬼氣疰忤猪脂銷於酒中服之

尸疰鬼疰病是五尸之二疰又挾諸鬼邪爲害其病變動乃有三十六種至九十九種大畧使人寒熱淋瀝沉沉默默然不的知其所苦而無

處不惡累年積月漸就頓滯以至於死死後傳以傍人乃至滅門覺知此候便宜急治
獺肝一具陰乾杵末水服方寸匕日三未差再作神効

鬼魅神邪狐魅
豹鼻和狐鼻煑服之

尸疰腹痛
狸頭骨炙之令香末酒服二錢十服後驗最妙其種不一有虎斑文者佳有猫斑者南方又有香狸

邪氣
方同上

邪氣魍魎
真安息香主之

心腹惡氣鬼疰　真安息香主之

却百邪　虎威主之荊州陟屺寺僧那照善射每言光而搖者鹿帖地而明滅者兔低而不動者虎又言夜格虎時必見三虎並來挾者虎威當刺其中者虎死威乃入地得之可却百邪虎初死記其頭所藉處候月黑夜掘之欲掘時必有虎來吼擲前後不足畏此虎之鬼也深二尺當得物如琥珀蓋虎目光淪入地所爲也

治邪病　北荒外有石湖方十里中有橫公魚夜即化爲人刺之不入煑之不死若以烏梅二七枚煑之即熟以療病此亦中國難得之物或可有得之之日故從異史中拈出以俟博物之君子

學道之人須鳴天鼓以召衆神左相叩爲天辛過凶惡不祥叩之右相叩爲天磬若經山澤邪威神大祝叩之中央上下相叩名天鼓存思念鳴之叩之數三十六或三十二或二十七或月七日

止邪氣藥寶即黃藥子主之

殺邪氣醋主之吾俗於元正朔日以生鐵秤錘燒紅赤投入醋中令氣熱繞屋熏之以為取吉利亦古人之遺意乎

辟邪惡鬼火槽頭帶之帶火內水底取得水銀著出

水怪牛渚磯多怪物溫嶠燃犀照之見水族奇形異狀余謂此物非怪取其照水底物耳

一五〇

絕鬼氣除瘟氣孫思邈菴名屠蘇絕鬼氣蘇醒人魂（四時纂要）又屠蘇酒名元日飲之除瘟氣（博雅）方未考

符咒語律令是雷邊捷鬼善走與雷相疾速故符咒云急急如律令（資暇錄）令讀作平聲又漢行文書皆云如律令

能使六丁後梁節王傳從官卞忌自言能使六丁（注）若甲子旬丁卯爲神其神可使致遠方物及知吉凶

枯骨當埋洛陽牟穎曾葬一枯骨夢人謝云我本強寇仝輩見害感公掩藏願陰護公若有急但呼赤丁子後數有驗（唐段公路北户錄）強寇至死尚知報恩

單方　在

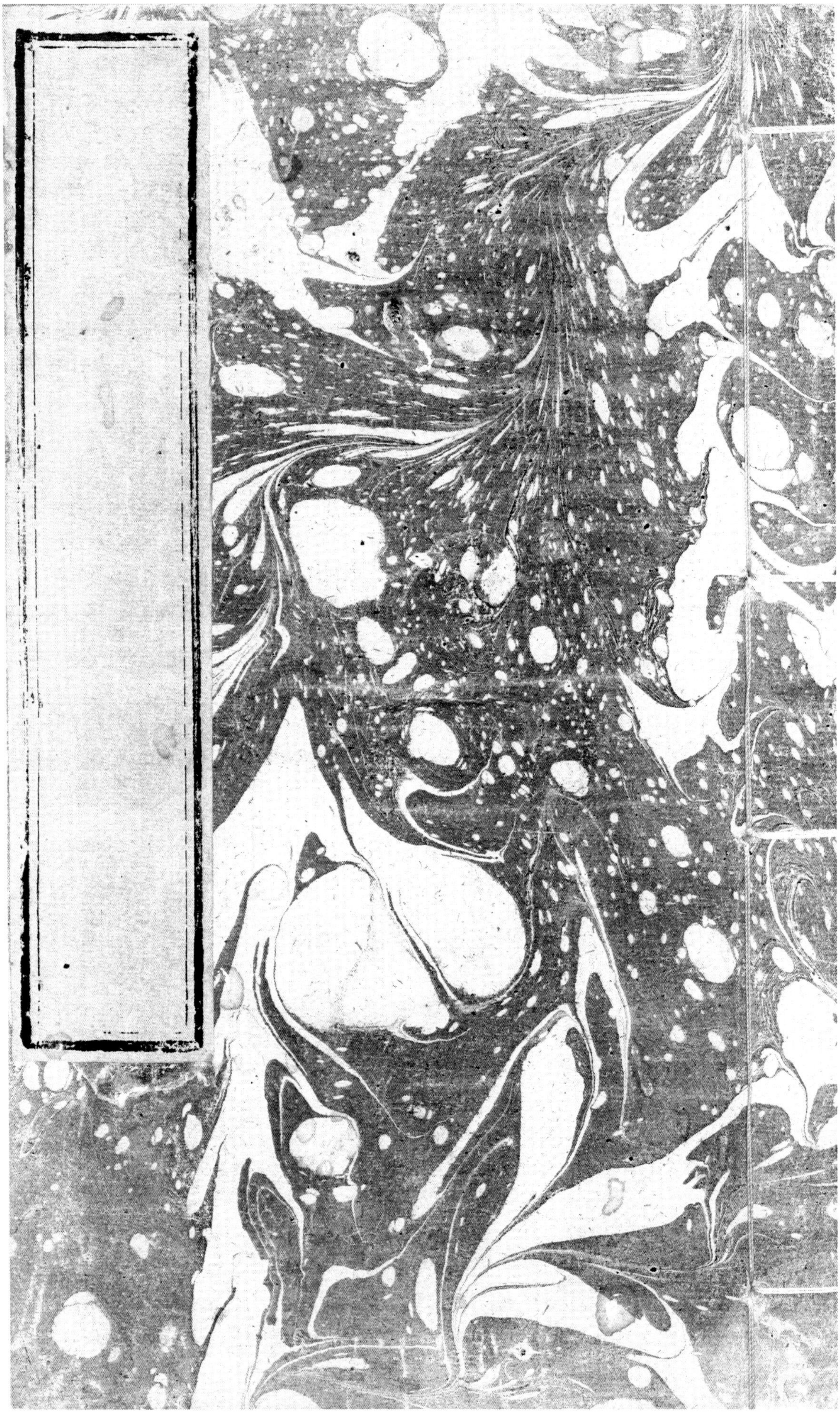

單方選要卷之五之十五

吉雄丹崖龍鳳翔伯父緝
紫南瘍夫緝

雜治門

雜事並記及一物兼療衆病者栽種染色異術

令人能浮水 象胸前小横骨作灰酒服之

耐風寒 熊掌得酒醋水三件煮熟即脹大如皮毬食之

使絲易絡 木槿汁度之

令蚊子不入宅 敗扇挟新造屋柱下四隅埋之

備饑 八九月間取白蘘荷淹貯之以備冬月作蔬果

令人隱形 自犬膽和通草桂爲丸服青犬尤妙牡者呼爲犬言脚上别有一懸蹄也

手搯赤隱月生死 生薤一把苦酒中煮沸熟出以傳之即愈

人馬行路無蚉蟲咬 虫母草葉卷如實中有血蟲羽化爲蚉能咬人馬取葉和桂杵爲末傳人馬

作方術卯女人外情 東行自馬蹄下土主之

宜蠶 馬頭骨埋安午地 二月上壬日取 又土泥屋四角

染褐色久不落 桑皮煮汁染之 又紫衣主之古木石 又厓上皆有之

解油衣粘綴甚妙 赤小豆粉主之 又東壁土石灰 又滑石除之

消桂爲水 葱主之青温而白冷

解結縛 白鵝屎主之

可出繡 冬瓜藤燒灰用之

洗爍 冬瓜仁須霜後合取置之經年破出核擂仁用之

粘瓦石法 濕搗榆白皮如糊粘瓦石極有力以瓦爲碓觜用此粘之

能使人縛自解 五月五日取蝦蟇東行者五枚反縛著密室中閉之明旦視自解者取爲術用

令玉易刻如蠟 蝦蟇肪塗之故云能合玉不但肪不可多得取肥者剉煎膏以

塗玉易軟滑易截古玉器有奇特非雕琢人
功多是昆五刀及蝦蟇肪所刻也

令蕉葛衣經夏不脆清水揉梅葉洗之驗

洗衣易脫梅葉搗碎湯洗之

洗臓衣自如玉煮芋頭汁洗之

殺衣箱中蟲魚木瓜置箱中

粘貪蟲小麥生嚼成筋用之

濕香爽神攅爐生壓汁合和甘松玄參末作濕香此道家作之甚爽神也攅文別見

瀉痢七版
止痢條下

辟惡氣 臘月鼠燒之

漱練白鱗 冬瓜濕穰用之

令人有威不怯官 虎兩脅間及尾端如乙字長一二寸許此云虎威令人帶之臨官佳無官令人憎肉有骨如乙字長一寸在脅兩旁破肉取尾端不如脅者雄者佳

牧宰臨官 自取社稷四角土以塗門戶主盜不入境令郡縣皆有社稷壇

令人宜田 取春牛角土置戶上

令人冨 七月五日取冨家中庭土泥皂勿令人知

去蚊子 五月取浮萍又取祭祀社餘陰乾燒烟 酒噴屋四壁

醬味不正 當時取雹入醬甕中一二升即如本味

車轄脂塗衣不可洗 以生油方可解然後復以蜜湯洗則淨

酒酸 火煆石灰投酒中味即正

令胡麻生而茂熟 夫婦當同種之故詩句不取他物惟以胡麻為興云胡麻好種無人種正是歸時君不歸

樹上果實令烏鳥不敢食 取生人髮掛果樹上

人遊走令迷亂不知所適 取其髮於緯車上却轉之

刀劍令不鏽 蔾菜子作油塗之

令人日行萬里以胡麻油傅兩足繒帛裹之出林天師昇遐篇此物事甚平常何未有試之者得無別有所爲歟

服金石人宜先服方見補養門第八板百脉血氣充盛條下

年値之糧取韭子與米同地種之一畝可供十口食

令夫婦和採江中出蘆夫婦同用之有法此江中出波蘆也

大人小兒久患風癎纏喉風喘嗽遍身風疹急中涎潮等此藥不大吐逆只出涎水瓜蔕細碾爲末小兒及壯年各服一字十五已下老怯半字早晨井花水下一食頃含沙糖一塊良久涎如水

出年深涎盡有一塊如涎布水上如鑑矣涎
盡食粥一兩日如吐多困甚即臙脂麝香湯一
盞即止麝細研溫水調下昔天平尚書覺昏
眩服之取涎有効入藥用青瓜蔕及綠者白
黄二色
蔕不用

止渴益氣除煩熱利小便通三焦壅塞氣甜瓜主之

詩云青門種瓜人舊日東陵侯即此五色出
自中國者但有毒不可多食中國原無西瓜
至元世祖時
始入中國

煮汞及丹砂淬銅錫冬瓜蔓灰主之

令人逆知未來麻蕡術家取合人參服之

令人心歡火麻子主之

腸化爲筋胡麻三升去黃黑者微炒令香杵爲末下白蜜三斤和調煎杵三百杵丸如梧子大旦服三十腸化爲筋若過四十已上服之効

揉物能軟糟下酒及糟主之

主寒中除熱渴解煩消石氣粟米麥麪主之蒸粟米麥熬磨作糗

除前功外止洩實大腸糗和水服之河東人以麥爲之麄者爲乾糗糧東人以粳米爲之炒乾磨成粳即稻之不粘者糯則稻之粘者吾俗呼糯米爲江米

水癃病水獺皮毛作褥及履屐着之並煮汁服

驚癇癲疾鬼疰蠱毒除寒熱賁豚五癃邪氣攣

縮　豚卵陰乾藏之勿敗用

血癖憂恚　皆猪心主之

賁豚暴氣中風頭眩淋瀝　皆猪血主之

寒熱不通之氣䶎鼻瘜肉鼠瘻鼻塞乳結下乳

通十二經脈耳聾聲音不出癰腫諸結不消惡

瘡瘻折五淋利小便開關格　皆木通主之

浴湯　松香用之令人身香

殺木蠹蟲 内乾苔於木孔中

大厭火災 取霹靂木掛門戶間

令諸鼠畢至 蟹以黑犬血灌之三日燒 又 蠏合敗漆燒又蠏黄並前二螯燒之

令人巧 七夕朝取斑蜘蛛網食之

僞契欺人 烏賊魚腹中墨寫與人券契約一年取看只白紙存之字皆無不可不知

入山令人不迷 龜骨帶之

長遠入山不迷路 龜頭乾末服之

用卜 秦龜是山中大龜如碑下者食草根竹笋㴱山谷有之漢書十朋有山龜即此用甲

單方　雜冶六

又蠵龜小狹長尾取甲用卜吉凶

作琴底取古櫬中杉板作千歲者通神江南者杉棺埋之不腐

作繩索入水不爛取海桐皮用之

衣垢及墨汚衣取合歡葉可洗之

令人不忿栽合歡樹於庭前

酒醋自腐壞紫藤花杵碎抒之即正

令酒不敗紫藤子作角其中人熬令香著酒中敗者用之亦正四月生紫花人愛種

染赤紅色虎杖染之

柔五金八石蝟脂煮能柔之又馬脂主之

治紕帛絶佳乾蝟皮兼刺用刺作刷刷之

去蚊子五月五日取伏翼倒懸者晒乾和桂薰陸香為末燒之又燒鰻鱺魚蚊化為水

作妖通靈炙食鴝鵒肉

令鴝鵒能如人言五月五日取其子去舌鍔端便如人言又可使取火

用錢自還南海有蜻蚨狀如蟬其子著木取以塗錢皆歸本處一名無蝸廣雅云蜻蚨搜神記云南方有蟲名蝲蠋如蟬大辛美可食其子如蠶種取其子歸則母飛來雖潛取必知其處殺之塗錢子塗貫用錢則自還淮南子萬畢云蜻蚨一名魚伯以母血塗八

十一文以子血塗八十一文錢置子用母置
母用子皆自還也異志云南海諸山雄雌常
處不相生秘精縮縮便青金色相似人採得
以法末之用塗錢以貨易盡月夜歸亦是人
間難得之物此亦詭道也然此物至爽靈通
有知以一已之資何忍令鼠竊之小人知而
殺之但物理如此博物一
君子又不可不知也

入在牢獄日經赦得出 候赦日放所被因枷上合取將赦日線為因縫衣令犯罪人經恩也

堪為媚藥 蚱蜢主之在草頭能飛蟲螽之類與蚯蚓交在土中得之

為酒器梳篦如琥珀 鯖魚枕暴乾用之狀如琥珀

消瓜成水石首魚炙食之

煉繒帛猪脂合膏用之

化漆爲水蟹黃主之

去衣垢挼皂莢葉去之又皂莢主之

好食生茶蜀椒末糊丸梧子大茶下十丸其椒口閉者殺人

屋木生蛀蟲燒鰻鱺魚並骨於屋舍中熏之

斷衣中自魚及諸蟲咬衣服以鰻鱺魚骨置箱中

氊中蛀蟲燒鰻鱺魚熏之

令馬不食草 殭蠶末塗齒則不食以桑葉拭去則復食

儉年食之 蓬草子作飯食之無異秔

荒年穀貴充糧濟命 粳米一升酒三升漬之出暴乾又漬酒次出稍食之渴飲辟三十日足一斗三升辟三年

令家富 鷲窠户向北及尾偏求力功色白者皆數百歲物作窠喜長容一疋絹者致畐

探取白鸛子致旱六十里 鸛失子一怒能群飛激雲雲散雨歇故旱

解愁 蝙蝠炙服之

止怒令人喜 以藕蒔煮食之

濕䘌病下膿血不止乾嘔羸瘦多睡面黃猪膽和生薑汁釅醋半合灌下部手急捻令醋氣上至咽喉乃放手當下五色惡物及蟲

欲好聲杏仁一升炒去皮尖及雙仁酥一兩蜜少許爲丸如梧桐子空心米湯下十五丸此病雖少此理不可不知

燃膏不消耗取人魚膏燃之始皇驪山塚中用之謂之人膏是也出荊州等處

腸中結氣關格不通泄五臟膀胱急痛宣腰胯冷膿消食下氣四肢面目浮腫皆郁李仁主之

癥瘕通利血脉及九竅女子月水不通積聚賊

血在胸腹臓腑 蜚蝱去翅足炒皆主之

療心風邪解煩熱去胸膈中風痰行氣血利大

小腸通婦人經脉鎮心脾 皆瑇瑁肉主之甲殼功皆同

婦人赤白漏下破積癥頑風冷痺關節氣壅 皆以

廣州山谷龜殼朱帶苦炙令黄入藥用經卜者更妙

脱人毛髮 拔去毛髮以鼈膏塗孔中即不生若欲重生取白犬乳汁塗之當出黒毛

散諸熱治胃氣理經脉消食利關節去五臟中

煩悶氣胸膈間熱痰氣 皆以醋浸鼈食之

殺小蟲并水中蟲投烏賊魚骨拔井中蟲灰

主心腹癥瘕堅積寒熱去痞息肉陰蝕痔惡肉

破惡血消腫并撲損瘀血皆鼈甲童便浸酥炙主之

健脾治腎氣止霍亂轉筋腹痛除邪辟溫去蠱

毒療勞瘧冷氣痃癖溫疫氣傳風掐冷痛蛇蟲

傷惡瘡疥溪毒沙蟲并搗蒜貼之熟醋浸之經年者良如殺鬼去痛須獨頭蒜最良

除水惡瘴氣風濕破冷氣爛痃癖伏邪惡宣通

單方　　雜治十

温補並蒜主之

惡氣用牛糞塗門戸着壁間

集鼠燒鱟魚脂膏即集矣

能發衆香氣鱟魚殼入香用

除煩止渴治心熱利小腸潤心肺治石淋吐把

蟲俱瓠主之

酒病白小豆花赤名腐婢煮頓服之又赤小豆花主之

令人飲酒不知醉葛花並小豆花乾末服方寸匕

暑月解熱 虎杖根多用少入甘草同煎嘗之其味甘美文見天行門十一板時疫條

斷酒 鸕鷀屎灰水服方寸匕

主惡酒 鷹屎灰酒服方寸匕勿使飲人知

人魚膏燃燭不滅 人魚即鯢魚也一名鱧秦始皇冢中用之一名主鯆在山溪中似鮎有四脚長尾能上樹天旱則含水上山葉覆身鳥來飲水因而取之伊洛間亦有聲如小兒啼故日鯢魚

利五臟補筋脉消穀補不足利大小腸通小腹氣拔四肢熱止頭痛 皆胡荽主之辟石勒改胡呼香

單方

通九竅莧菜主之

瞋怒邪氣松蘿主之

令人得眠松蘿主之詩云蔦與女蘿是也又木槿作飲服之

辟惡氣安息香燒之

逐骨節皮膚死肌寒濕痺痛下氣除六腑寒冷溫瘧大風汗不出鬼疰蟲魚蠱毒嘔逆減瘢皆蜀椒主之

生人血不可滴之於物余兩世早孤推受祖母暨先慈之訓足多余兒

童時嘗聞祖母囑僮鬟不可破傷血滴之物
上蓋此說亦受之於家世也彼時亦不知其
何謂及余讀廣豔中有此故拈出生人血當
庚申日最禁滴沾於物雖瓦礫木石骨草等
器物著之必能成生氣而為妖昔有人踢傷
腳趾血滴牛骨變幻成形而媚人女又刺梅
花下古磚一小女採花傷手血滴磚上一婦
月水滴繡鞋棄於小院皆變化為女子作妖
皆值庚申日
成生氣也

荒歲乏食 取榆皮食之不損人或搗白皮為末
和菜葅食之美勿令中濕濕則傷人
榆葉青時嫩
收貯為羹茹

温中解肌利九竅通鼻塞涕出面腫引齒痛眩

目身兀兀如在車船之上體噤瘙痒辛夷主之入藥微炙
聞者謝者不佳
除勞治骨蒸去煩悶澁腸止痢消酒毒治偏枯
皮膚麻痺去青黑痣好唾口乾四肢痛令人得
睡皆烏梅肉主之多食損人齒此烟熏黑者是也
明目益氣起陰去惡血注下辟蠱毒傷寒時氣
寒熱熱在肌膚溫風注毒伏在骨間皆羚羊角主之
人欲見鬼取生麻子此出麻蕡條下菖蒲鬼臼三味等分杵丸彈子大每朝向日服

滿百日即見鬼

霍亂心腹脹滿氣腹中不安消穀理胃氣歸脾腎除邪痺毒氣俱蒜煎湯服之多服損目

青盲白腎除邪氣利小腸去寒熱馬齒莧子一大升為末每一匙煮葱豉粥和攪食之煮粥及著米糝五味作羹亦得

治一切風補五勞七傷其功不可備述并治痃癖氣塊天行温疾消宿食止煩悶利小便催生解毒藥中惡失音髮落等盍合子即預知子去皮研服之効文見蠱

毒門二十四

板諸蟲條下

毒鼠立死 罌子桐子壓為油用

傷中虛羸補五內益氣力長肌肉填腦髓堅筋骨傷寒溫瘧大吐後虛熱羸困聰明耳目耐饑渴久服輕身不老耐寒暑止心驚產後羸困勞氣 皆胡麻作主之余為兒時但見先太母每食必用胡麻仁年近八旬康健氣力耳聰目明一如久年果服胡麻仁之功歟亦先人之有所授也

代糧 大豆炒熟以棗肉同搗為麪食之

傳尸尸疰鬼氣伏連久癖勞瘧寒熱無時灸人頂骨

十字解者燒黑細研自飲和服爲散用之方
家焼其名曰天靈蓋亦和入諸藥以酥炙用

扶南國有奇術能令刃所不入用婦人月水塗刃便灸此穢汚

能壞神氣也合
藥所以忌觸之

心煩悶益氣力止渴苦竹笋熟煮任性食

鳥飛投人其尸中必有物拔去放之吉

使神女二人來待可役使之自兔血和女丹服之

入山虎見畏取虎肉食之

單方

雜治四

令人夜見神鬼又神通 寒鴉目中汁注眼中

夫婦不和 鶯鶯肉作羹臛私與食之即立相憐愛也

荒歲度饑 白蟬須煎煉水中沸十數過即白欲噉當和大棗咀嚼即易爛也

百勞鳴及屋間鬭不祥 楚詞云左見弓鳴鵙言其鳴惡也即博勞

令人夫妻相愛 五月五日收布穀腳腦骨帶之各一男左女右置水中自能隨

江東呼為郭公北人云撥穀一名穫穀似鷂長尾爾雅云鳲鳩注云今之布穀也牡牝飛鳴以翼相拂禮記云鳴鳩拂其羽鄭注云飛且翼相擊

令人見諸魅 鳥目生吞之或以目睛研注目中夜則見鬼肉及卵食之令人昏忘

毛把之亦然未必昏爲其臭氊

病酒熱飲赤小豆汁即愈人食體重驢食脚輕又豉葱白各半升水二升煮取一升服

夏月腸疚取蓼濃煮汁三升灌之丈見心痛門七枚血氣攻心條下

釀酒以青蓼圓葉者用之大良

煮丹砂結末馬齒莧燒灰煮之五色莧煮砂子

温疾及傳屍勞氣寒熱五臟勞俱茄子主之久冷人不可多食損人動氣發瘡及痼疾少食無甚

主瘴苦茄子主之

單方　　雜治十五

制硃砂萵苣用硫黄種結沙子制硃砂

澼垢無患子皮主之

解煩熱熱毒寒熱虛勞調中發汗通關殺腥氣

傷寒鼻塞皆無鹽豆豉主之

中毒藥蠱氣瘧痢骨蒸大咳皆豉主之

除熱毒風厚腸胃菉豆主之

溫中下氣開胃除煩消痰破癥結催生落胎皆大麥蘖主之

破癥結氣建脾暖胃療臟腑中風氣調中下氣開胃消宿食主霍亂心膈氣痰逆除煩補虛去冷氣除腸胃中塞令人有顏色皆麥麴主之六月作者良用陳久者炒令香

河魚之腹疾麥麴止之

補中益氣治心腹脹滿止霍亂轉筋開胃下食止脚氣通大小腸調中益五臟下氣嘔反胃補虛勞肥健人破癥結消五膈止嗽潤心肺消痰

氣喘急自補中以至通大小腸紫蘇主之自調
中至喘急皆蘇子主之其味微辛苹能
散其氣不可常食致豪貴之痰者此有爲胛
胃寒飲之多泄滑往往人不覺

引諸藥入榮衛療陰陽毒吳菝蔄郎蘇州薄荷主之

煮粉霜蕎麥灰主之

染布令黑胡荾青皮主之

染褐胡荾樹皮主之

止吐酒揚梅乾作屑臨飲酒時服方寸匕多食熱

消酒橄欖食之又揚梅作屑乾者服方寸匕忌食生葱

魚畏撖攬木 以其木作撖攬著魚皆浮出

和五臟脾胃滌腸除煩憒惡氣 楊梅主之多食損齒及筋骨

平胃止渴消食療脹 大麥麵主之一名麰麥一名稞麥

利耳目 蕎麥葉作茹食之多食即微洩

令盜脚攣縮不能迯 有犯盜者狼筋取熏之是狼脛下筋如纖絡袋子似筋膠所作大小如鴨卵賊當脚攣縮因獲之

使酒高於盞面 獺膽塗抹盞唇

殺蜂可修事蜂兒 冬瓜葉主之

利關節理顏色練五臟惡氣萊菔主之

人心麁豪麞心肝暴乾爲末酒服一具便卽小膽若小心食之則轉怯不知所爲肉不可同鴿肉食成瘕瘑夜

中惡心腹痛蠱毒疰忤鬼氣宿食不消天行疫

癖膀胱腎間冷氣攻衝背膂婦人血氣皆烏藥主之

令人輕身強力不睡調十二經脉利五臟霍亂

胃氣逆煩及骨蒸苦苣宜久煮食之今人種爲菜生食之生擣汁飲之雖冷甚益人不可同血及蜜食作痔疾苦苣卽野苣野生者名褊苣今人家常食者爲白苣江

外嶺南吳人無白苣
嘗植野苣以供厨饌

備五辛盤 蓼實春初以葫蘆盛水浸濕高掛於火上晝夜使暖遂生紅芽用之文選云習蓼蟲之忘辛是知物莫辛於蓼也吾北地自定興迤西至易州西山一大皆食之美

補五臟不足氣壅經絡筋骨間毒氣去暴熱利水道 蕨主之永康道江居民多以醋淹食之味甘寒滑令人睡消陽事令人脚弱不能行小兒尤宜禁之令眼昏暗鼻中塞髮落又冷氣人食之多腹脹四皓食之而壽夷齊食之而夭固非良物搜神記曰郗鑒鎮丹徒二月出獵有甲士折蕨一枝食之覺心中淡淡成疾後吐一小蛇懸之屋前漸乾成蕨遂明此物不可生食也余謂四皓夷齊之壽夭未必

為食蠱致之甲士之蛇蠱或毒物著之而成亦未可知大抵此物亦非大良之味也

補中下氣理脾氣去頭風利五臟冷氣蒿蓬可食之但有微毒不可多食動氣先患腹冷食必破腹

洗衣白如玉色蒿蓬莖燒灰淋汁洗之

爲數珠欒子用之即謂之木欒子如豆圓而黑堅

染黃色欒花染之甚鮮明

令人好顏色及女子產易蛟髓傅面並於坐草中用之漢武時輿造宮室見一老人長九寸稽首求免斲伐其居東方朔曰此人名藻兼水木之精帝遂暫止

興造後幸河渚水底有絃歌之聲穀膳芬芳前老人及年少數人絳衣素帶皆長八九寸凌波而出有挾樂器者帝命坐便治絃而歌聲大小無異清婉繞梁乃獻帝一紫螺殼中有物狀如牛脂即蛟髓以酬帝息斧斤之恩此人間莫須得之物故拈出俟明物理者知之其餘所獻絶世珍異俱不錄

相人影知休咎

寶歷中有王山人取人本命日五更張燈相人影知休咎言人影欲深深則貴而壽影不欲照水照井及浴盆中古人避影亦爲此古蠷螋短狐踏影蠱皆中人影爲害近有人善灸人影治病者豈無以人影而害之之法乎人當知其所避故於博識拈出昔道士郭采真言人影數至九成式常試之至六七而已外亂莫能變郭言

漸益炬則可別文説九影皆有名影神一名
布皇二名魍魎三名洩節樞四名尺鳧五名
索關六名魄姣七名竈鼉囼圖目舊抄九影名
在麻面紙中向下兩字魚食不記八名亥靈
胎九魚全
食不辨

佛寺往往有神像鳥雀不汚者

鳳翔山人張盈
善飛化甲子言

或有佛寺金剛鳥不集者非其靈驗蓋由取
土處及塑像時偶與日辰王相相符也

又言相寺觀當陽像可知其貧富

洛陽修梵寺
有金剛二鳥
雀不棲元魏時梵僧菩提達摩稱得其真像
也吾雄南門外尾橋郎來之羅城内有二
聖廟鳥雀皆不集且不入是亦修塑時偶値
日辰之旺相也乎

畫神目有光　畫中近有諸佛神像諦觀之規彩
鑠目若放光也或言以曾青和壁
魚設色則近目有光又往往壁畫僧及神鬼
目隨人轉照眸子極正則爾近西域利馬竇
於萬曆間入中國所進天
主像是亦以此設色也乎

釣魚令盡　秀才顧非熊言釣魚當釣其旋繞者
失其所主衆鱗鱗不復去須刻可盡
此非仁人之鈎故不宜傳吾於博識中拈出
令人知一水族之微知有主而不計其身也

琥珀所出非一真僞各異　或言龍血入地爲琥
珀南蠻記寧州沙中
有折腰蜂岸崩則蜂出
土人燒治以爲琥珀

善彈丸　慈恩寺僧廣升言貞元中閬州僧靈鑒
善彈其彈丸方用洞庭沙岸下畔一云土

單方

雜治二十

三斤炭末三兩甆末一兩榆皮半兩泔澱二
勺紫礦二兩細沙三分藤紙五張渴攝汁半
合九味合搗三千杵齊手丸之陰乾鄭稟爲
刺史時有富家名寅讀書善飲酒稟甚重之
後爲盜事發而死寅常詣靈鑒角放彈寅指
一樹節其節目相去數十步日中之獲五千
一發而中彈丸反射不破至靈鑒乃陷節碎
彈爲吾曾見西洋人因虜鷩貢炮過吾雄彈
雀即中雀墮而死
彈反手中不破

令琉璃瑪瑙軟易雕刻 自然灰傳之此灰生南海

琥珀所説不同 舊云松脂入地化玄中記言楓脂入地化世説云挑濤入地化
淮南子云兎
絲琥珀苗也

竈無故自濕潤者亦蝦蟇名鈎注居之去則止

甑釜不沸者有物如豚居之去之無也

令人不迷迷穀佩之出招搖山亦名鵲山其樹如構又如楮其花四照

人死令活洎人草三莖有人死將草覆面即活漢武時西方有月支國來獻

消積憂蟲漢武幸甘泉長平坂道中有蟲赤如肝頭目口齒悉具人莫能識東方朔目此古秦獄地積憂所致夫積憂者得酒而解乃以蟲置酒中立消

小人盜酒鈎藤以穴隙間致酒瓮中盜取酒以氣吹之酒出涓涓不斷文見小兒門二十三板驚啼條下

遍身瘙痒心虛忘事益力添精辟邪毒除勞主寒熱鼠瘻瘰癧主瘡破結聚氣下瘀血除濕痺出汗除冷風陰陽毒傷寒頭痛頭旋目眩手足筋急通血脉傳送五臟不足氣皆荊芥煮服之

主傷寒寒熱骨節碎痛出汗治中風面目浮腫喉咽不通歸目除肝臟邪氣安中利五臟益目睛殺百藥皆葱主之葉作羹粥煠作虀食之良

歸舌除大小腸邪氣利中益志葱葉主之

明目溫中耐風寒下水氣面目浮腫癰瘍蓼實主之
主明目止淚療洩精去臭惡氣傷寒頭痛上氣
腰痛薰草主之味甘一名蕙草生下濕地三月採陰乾脫節者良俗人呼鷰草狀如茅而香者爲薰草人家頗種之葉如麻兩兩相對山海經云薰草麻葉而方莖赤花而黑實氣如靡蕪可以已厲今市人皆用鷰草此則非今詩書家多用蕙諸而竟不知是何草尚其名而迷其實皆此類也陳藏器云薰即蕙根此即是零陵香一名蕪草
溫補去冷氣濕痺除膀胱水喉中氣結心下酸
水腹內伏梁冷痃結癖痂氣補脚起陽道皆魚膾蒜

單方　　雜治二三

蠹食
之
明目辟兵不祥益氣力雄黃蟲主之
狀如蠐螬
染皂櫟木子殼為汁染之經雨水者其色淡日
柞櫟日杼日栩皆橡櫟之通名也
養腎氣內傷陰衰利筋骨皮毛療腳弱五臟邪
氣除熱殺蟲毒破積聚逐風痺風邪石南實葉
皆可為丸
散一名鬼目生華陰山谷三四月採葉八月
採實陰乾一云有毒一云無毒一云雞養腎
內令人陰痿葉如枇杷葉有小刺長二三寸
女婦人不可久服令思男京落河北河東山
東頗少故少用湖南北江
東西二浙甚多故多用

益筋力去伏熱治五種黃病女子白沃赤沃止
血養精保血脉益氣嗜飲食利人日齒去頭中
熱風治煩渴療崩中帶下養神令人肥健水芹食之
置酒漿中香美水中者不如高田者宜人名
白芹葉似芎藭花白色而無實根色赤白生
黑滑地及餘田中皆諸蟲子在其葉下視之
不見食之與人為患春秋時勿食恐病蛟龍
瘕此時蛟龍帶精入芹菜中人食之為病發
則似癲手面色青肚滿痛狀如懷妊服硬糖
三二升日二度吐出如蜥蜴三二差患鱉瘕
不可食一云吐出似蛟龍余甚疑之龍在天
地間為神物豈墮精於芹而生子乎或他物
之子得芹入腹而成瘕此云似蜥蜴為是尔

水蘄俗作作芹字有二種青芹取根白色赤芹
取莖葉一名水英生南海池澤二三月作英
時作菹及熟爚食之經云平其性大寒無毒
可為生菜亦可生啖

酒後熱毒鼻塞身熱利大小腸 水芹莖葉根擣
絞汁服之

令夫妻相好 砂挼子人生取置枕中生砂石中
作旋孔有蟲子如大豆背有刺能
倒行一名倒行狗子性好睡亦呼為睡蟲是
處有之

殺飛禽走獸 砂挼子有毒
合射罔用之

令人相愛 蟲螽蚯蚓二物異類同穴為雌雄五
月五日收取夫妻帶之蟲螽如蝗蟲
東人呼為蚱蜢有毒有
黑斑者候交時取之

散水氣殺邪氣之醋主

令人喜好相愛灰藥出嶺南陶家如青灰彼人以竹筒盛之云是蟯所作以灰拭物皆可喜但損小兒雞犬等不置家中未知此事虛實

又吉丁蟲功用同前人取帶之甲蟲背正綠色有翅在甲下出嶺南賓澄州

又腆顆蟲一作顛功用同前人取帶之似氣盤褐色身扁出嶺南人重之也

通利腸胃除胸中煩解酒渴菘菜可常食性和利人無餘逆忤若有草而食菘令病不除南方有菘菜北人取子種之為蔓菁北方有蔓菁南人取子種之成菘菜其子亦隨色變不特此也北人居南方不勝土地之宜遂病足尤忌菘菜有微

毒多食發皮膚風瘙痒梗長葉瘦高者為菘葉潤厚短肥而早及梗細者為蕪菁子細菘則子麁

酒醉不醒菘菜子二合細研井花水一盞調為二服

調氣潤心肺長肌膚益顏色消宿食止上氣去狐臭溫中補體益氣通血脉填精髓荏子可蒸令熟烈日乾之當口開春取米食之亦可休糧荏子狀如蘇高大白色不甚香其子研之雜米作糜甚肥美亦可煎之作油江東以荏子作油北土以大麻為油二油俱堪油物若其和漆荏為強尔荏葉人常生食其子故不及蘇其子欲熟人採其角食之甚香美吾地有一種名

白蘇子形體絕同此文其子比紫蘇子稍大人亦有取油者或以麵糝炒熟以侑茶黃雀最愛食之故人每以喂黃雀令依人想即此是也但不知有此功力並未見有食其角者

男子陰腫 莕葉搗生和醋傅之

瓠 牛踐苗子即苦

茄 取其葉置四通衢令人馬踐之結茄蘩盛

道術欺人 雷陽也大陽用事陰氣乘之陰陽相激而成雷中人則死中木則折人以震死試以斗水沃冶鑄之火火氣激烈則為雷聲或曰雷火之及金石焦鎔而漆器不壞道家以雷燒石投井中石焦水寒激聲大鳴乃自然如此豈道家之法術哉

解暑毒 瓶盛虎杖根置井中令冷徹如冰白磁器及銀器中盛似茶啜之且尊於茗文見備方雜治三板染米條下

又 和甘草同煎爲飲色如琥珀可愛人呼爲冷飲子

夜臥讝語 靈床上果子食之差

主痺及熱中傷跌折 苗根主之味鹹生山陰谷中蔓草木上莖有刺實如椒陳藏器云茜字從西與苗字相似人寫誤爲苗此即茜也

去席下辟蟲 薺花將去之

染帛令鮮 薔薇露用之金陵宮中人按薔薇水染生帛一夕忘收爲濃露所漬色倍鮮翠見揚文公談苑

令畫隱見 宋太宗時李至獻畫牛晝則嚙草欄外夜則歸臥欄中僧贊寧曰南海倭國有蚌淚和色着物畫見夜隱沃焦山有石磨色染物晝隱夜見見海外記

取水 陰燧熟磨向月下則水生方諸陰燧大蛤也

取火 乞火不知○唐清明取楡柳火順陽氣也 取燧 賜近臣〔歲時記〕

釣大魚 任公犗音介犍牛為犗餌於東海得大魚

禳毒氣 端午日以艾為人形懸之戶上又懸蒲人艾人於門辟邪

令物茂盛 夏至陰氣萌作恐傷物不茂以桃印長六寸方三寸五色書文以施門戶

月暈 以蘆灰環月缺一面月暈亦隨而缺○後魏鼂崇為太史令天興五年月暈左角崇

單方 雜治二六

云角蟲將死是歲天下牛死者十七八麋鹿
亦多死素問以運氣占五蟲之生死此以月
暈缺占角蟲死皆至理也有道氣當深會之
鑽故紙者不與焉所謂誰揮鞭策驅四運萬
物與歇皆自然四運卽四時運行渾天儀云
天運如車轂若夫畫蘆斷暈雖云人可轉天
其中氣實相關余生來
艱苦但未暇試之爾

狼烟 狼糞燒烟直上故
烽火用之見雜俎

二至土炭 二至前三日垂土炭於衡兩端輕重
均陰氣至則土重陽氣至則炭重見
史可以知陰
陽之理矣

祀竈 孟夏祀之見月令四月陽極化陰故祀○
陰方臘日晨炊竈神形見以黃羊祀致富

照虛耗 都人年夜㸃竈燈曰照虛耗見夢華錄 又陰方黄羊祀竈又致富

酒惡 酒惡時指花蕋嗅之

無治老藥 自云萬病皆可治惟無治老藥余每不欲人治老而俗醫強投藥欲邀功反速其死病者以余爲妄以醫爲真不知天雖至仁不能生無氣之物庸醫能手或強余裁方藥之余以不治爲良方以完天年應之

無病無藥 易云無妄之藥不可試也坡云相逢更何言無病病亦無藥又傳燈錄道吾和尚一鉢歌無可離無可着何處更求無病藥藥是病病是藥到頭兩事須拈却亦無藥亦無病正是真如靈覺性此語絶妙絶趣豈獨老人無病勿藥哉俗以老境爲病更可笑

辟毒 午日泥塑天師以艾爲髯蒜爲拳置門（歲時記）

染褐 鼠麯日杏茅取花雜櫸皮染之至破光鮮即鼠耳草

動風雨 漢武得丹豹之髓白鳳之膏照於神壇暴風雨不滅（洞冥記）

疑病 樂廣嘗有客日前蒙賜酒方飲見杯中有蛇既飲而疾于時廳壁有角弓畫如蛇廣復置酒日復有所見否日如初廣告之沉疴頓愈（本傳）此療疾之奴方何用舊方以悞人

蓬碎砂 棘能辟霜蓬能碎砂（范蜀公東齋記）蓬生處沙不聚

令得蠶 四月埋蠶沙於亥方得蠶（河圖）

奕棊 取蜣龍牙一枚臨局自然機變橫出（棊訣）

令見先靈徐肇遇蘇德哥自言有返魂香香烟直上可見先靈（洪芻香譜）

辟惡氣皇后宮以椒塗壁温煖辟惡氣（漢宮儀）余謂花椒水和糊以紙傳壁辟蠹魚

辟惡九月九日茱萸成熟折其房插頭云辟惡（風土記）漢武賜茱萸（沈佺期詩）又桓景繫絳囊盛茱萸避灾

作筆鼠鬚王羲之用作筆蘭紙書蘭亭記

成珠午日取蜻蝏首正中門埋之皆成青珠（埤雅）

染繒磾用之黑石也出（琅邪）

令塵不着髮以犀作簪梳（嶺表錄異）

令人蠲去忿怒 蠲忿犀同昌公主曾帶之又辟寒犀開元中交趾國獻（遺事）辟暑犀（孔帖）夜明犀（杜陽編）

刀劍折 續弦膠又名連金泥連刀劍斷折之金（十洲記）又膠是鸞血爲之

取火以冰影 削冰令圓舉以向日以艾承其影得火故號艾萁爲冰臺（博物志）

病危 月暈時取荆刻之與病身等置床下雖危困亦愈（廣州記）又（說文）楚木寧浦金荆可作枕紫荆可作床白荆可作履牡荆節間不相當指病自愈

令豆擊蠅 淮南王安萬畢術午日取蠅虎杵碎伴豆豆自踴躍可以擊蠅此死蠅尚得以氣擊之手抑蠅過此而氣招之手

藥不可輕服人言不可輕信 唐姜撫云服太湖常春藤終南山旱藕可長生玄宗詔天下使自求之民間以藤漬酒多暴死撫逃之〈史〉余謂撫輩比比矣病者不聞吾夫子未達不敢嘗無妄之藥不可試乎余故曰不藥是良方

染色〈通志〉云藍三種蓼藍染綠大藍如芥淺碧槐藍如槐染青三藍皆可作澱

辟兵 蟾蜍午日陰乾帶之可辟兵〈類說〉

續斷弦〈十洲記〉仙家煮鳳喙麟角作膠名續弦膠能連屬弓弩斷弦此與鳳髓續絃膠稍異〇麟角鳳嘴世莫識煎膠續弦奇自見〈杜四卷〉

字殺鼠 晉淳于髡善厭勝劉柔夜鼠嚙其左手中指髡爲朱書手作田字露手卧明旦

鼠伏灰此別有法乎
如無別法俟試之

飾壁 東海人以海蛤燒粉飾壁墻使白（禮注）謂蜃灰蜃即海中蜃雉所化爲入蛤又蛇化似蛟無足（史天官書）海旁蜄氣似樓臺古人多以蜃爲器

祈雨 鬱林郡東南有池池有石牛歲旱殺牛以血和泥泥石牛背祠畢天雨洗牛背泥盡即晴（廣州記）

染碧 李後主宮人競服碧衣取蘢花盛天雨澄水染之號天水碧（乘異記）

香烟 松皮上蘚衣合諸香其烟團聚可愛（本草）

種竹 用辰日又五月十三竹醉日迷日多茂又種竹種雌自根而上二節發者（仇池筆記）

染絳〔說文〕茅蒐茹藘人血所生可以染絳又〔春獵〕曰蒐索不孕者

令樹立枯鮭魚挿樹立乾枯以犬膽灌之挿魚處立如故乃知物有情異如此

能淡塩味常使者甑中弊箄主之

令鐵如泥粉神砂主之

化石如塵鶴糞主之

海竭江枯以游波投之立涸鵞子是也

化秋似髓摘花主之

藏果卵不壞煎杬木汁藏之出豫章

令人不妬山海經太室山有木葉狀如梨赤莖名栯李服之不妬郁郁李也又音宥木名又音

推陰陽占吉凶有天地所以用楓子棗心爲之日栻音釋韻會木局也

浣衣以楝子俗呼苦楝子葉密如槐而尖三四月開花紅紫色

織布蜀人以柧音泒藤屬　染黃梔子　染色以櫸木灰

染黑以橡爾雅柞實也今俗呼橡椀子　爲布欓木有綿可用

作香櫖木膠以之　杼音盧木名染色　染紫茈同紫草可用

古雄井崖道鳳翔叔伯父編

食忌門

熱病後十日不可食韭食之令人發困

小兒不宜食炒黑豆食之忽食猪肉必壅氣致亥甚多十歲已上不畏

小兒不宜食黍米及糯米令脚屛不能行緩人筋故也

稷米與瓠子同食發冷病發即以黍穰汁飲之

姙娠忌糯米與雜肉同食食之不利子久食令人身軟

妊娠忌食雀肉飲酒食飲之令子心淫亂又食雀肉及豆醬令子面多䵟

沙糖不可多食多食生長蟲消肌肉損齒發疳蟲令人心痛用鯽魚食成疳蟲同葵菜食生流澼同筍食不消成癥身重不能行履小兒不宜多食

芥菜合兔肉食生惡瘡

患風水氣不宜食栗

正月勿多食生葱食之發面上遊風若燒葱及生與蜜同食促人氣殺人冬月多食拔氣上衝人五臟悶絶虛人患氣者多食發氣為通和關節出汗之故也少食則得可和五味作湯飲根能殺魚肉毒大抵以發散為功多食昏人神

姙娠忌食 雞子合乾鯉魚食令兒患瘡雞肉與糯米合食令兒多寸白蟲

家雞不可和水雞食 食之作遁尸

小兒未斷乳不可食鷄 食之生蛔蟲

甜瓜不可多食 多食令人陰下濕痒生瘡動宿冷病癥癖飽脹即入水自漬之脹便消又令人惙惙虛弱脚手無力有兩鼻者殺人沉水者殺人如多食腹脹食塩化水

服地黄何首烏勿食蘿蔔 同食令髮早白萊菔久食澀榮衛在草木中惟此下氣甚速為其辛也不然如生薑芥子亦辛何止能散而不下若萊菔則辛而又甘故能散緩而又下氣速也故散氣用生薑下氣用萊菔若生薑散而又凝是以瘡肉破

食之則結而成死肌努肉俗謂之蕈疙瘩

粳米乾飯不宜常食 久食令人熱中唇口乾不可和蒼耳食令人卒心痛即急燒倉米灰和蜜漿服之不爾即死不可與馬肉同食發痼疾

酒不可飲 弊體惛神蒸筋灼骨又不可與丹砂礬石鍾乳等金石藥久服久服引石氣入四肢滯血化爲癰疽又酒漿照人無影者不可飲不可合乳飲令人氣結白酒食牛肉令腹內生蟲酒後不可臥黍穰同猪肉食患大風酒忌諸甜物昔帝女儀狄造酒進禹禹飲而甘之遂疏之曰後世亡天下者必此也余讀素問原自黃帝始非始於儀狄也酒但能殺百邪去惡氣通血脉厚腸胃行藥勢潤皮膚散石氣消憂發怒宣言暢意爾

猪腎不可久食 久食令人少子食猪肉飲酒不
可卧秋稻中白猪白蹄雜青者
不可食人但知祭祀不用爾肥猪肉不可多
食發風氣利大腸令人虛羸少子發疾瘧疾
人食之
必再發
忌食赤黍米合葵菜食之成癇痼疾牛肉
合黍米白酒食之生寸白蟲
凡鷩肉不可食之 食之入水爲蛟所呑亦不宜殺
食鼈禁忌 詳見積聚門三
板瘕氣條下
孕婦忌食 蟹勿食令兒橫生豆醬不得合雀肉
食令兒面黑
馬肝殺人不可食
單方

陰地流泉二月八月行途之人勿飲之發瘧瘴脚軟
澤中停水五月六月勿飲食著魚鱉精令人鱉瘕病
銅器勿盖食器上汗滴食中食之令人發惡瘡內疽
水府龍宮不可觸犯水中有赤脉不可斷井水
沸不可食並害人
凡魚目旁有骨如乙字者勿食食之令人癭
天行病勿食鯉魚食之再發
患痢勿食魴魚

黃帝云李不可和蜜食食之損人五臟

蕎麥不可久食久食動風頭眩同猪肉食患熱風脫眉鬚動諸病合猪羊肉食動風病

暴食大麥令人脚弱為其下氣故也

食蔓菁勿過度過則食生薑解之

桃杏雙仁不可食有毒

五月勿食未成核果食之發癰癤及寒熱

秋夏果落地為惡蟲緣食食之令人患九漏

桃花食之（令人淋）

李仁和雞子食之（患內結不消）

比鳥自死目不閉者鴨目白者鳥三足四距者鳥六指者鳥死足不伸者白鳥玄首玄鳥白首者卵有八字者已上皆有毒殺人（不可食）

妊婦食雀腦（令子雀目）

魚目有睫者目得開合者逆腮者腦中白連珠者無腮者二目不同者連鱗者白鬐者腹下丹

字者魚師大者皆有毒食之殺人
鱉目白者腹下有十字及五字卜字者頷下有
骨如鱉者食之殺人
蝦煮白者食人腹中生蟲
蟹腹下有毛者兩目相向腹中有骨但不利人
鱉肉共鷄肉食成瘕病
瓜兩蒂兩鼻食之害人
瓜瓠正苦有毒　菫黃花害人　芹赤葉害人

簷溜滴著菜有毒　菰首蜜食下痢

生葱雜白犬肉令人九竅流血　食葵發狂犬咬

食戎葵並鳥肉令人面無顏色　食葫葱青魚令人腹生蟲

薤和牛肉食成癥瘕痼疾　妊娠食乾薑令胎內消

生葱和雞子食變嗽　九月食霜下瓜血必冬發

蓼薤實生食令氣奪之令陰痿

三月食陳葅夏熱痢發惡瘡

諸肉有毒忌食之　獸岐尾　鹿豹文

羊心有孔　馬蹄夜目五月已後食已上皆能殺人
犬懸蹄肉不可食　米甕中肉　漏沾脯
肉中不有星如米
羊脯三月已後有蟲如馬尾已上食之殺人
脯曝不燥火燒不動入腹不銷久置黍米甕
中令人氣閉　白馬鞍下肉食之損人五臟
馬及鹿膳白不可食　乳酪及犬酢和食令人血痢
驢馬兎肉妊娠不可食　乳酪煎魚膾瓜和食五患霍亂

豬牛肉和食患寸白蟲　諸肉煮熟不斂水食之成瘕

食兔肉食乾薑令人霍亂

市得野中脯多有射罔毒

食諸肉過度還飲肉汁即消食腦並銷

諸鳥有毒勿食

鳥自死目不閉殺人　鴨目白殺人

鳥三足四距殺人　鳥六指　鳥死足不伸

白鳥玄首　玄鳥白首　卵有八字已上皆不可食

妊娠食雀腦令子雀目　鳥飛投人口中必有物拔之吉

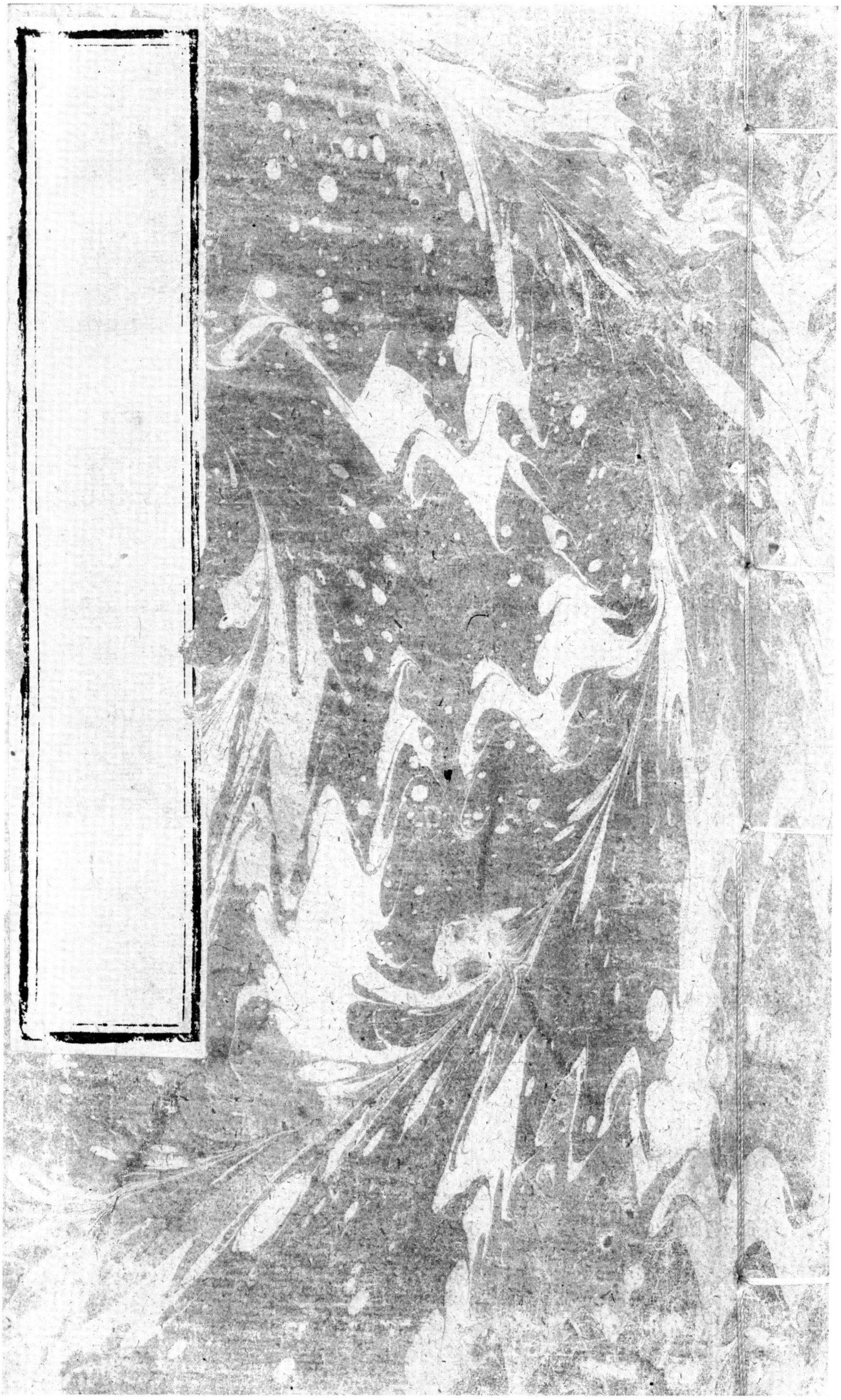

單方備選卷之七之一

古雄丹崖趙鳳翔羽伯父緝

婦人

崩中血結 柘根白皮取汁服

令易產 取飛生蟲角臨時執之亦得可燒末服少許蟲如鼠髮頭上有角

產後血露不盡腹痛 息王藤濃煮汁服之生嶺南山谷冬月不凋

療崩中止血益氣 赤涅主之味苦生蜀郡山石陰地濕處採無時

主寒止血帶下 巴朱主之味苦生雒陽

主心氣女子陰疝血結地朕主之味苦一名承夜一名夜光三月採一名地錦一名地噤葉光淨露下有光蔓生節節著地

產後血風及瘀血芸臺可食之文見備方十二板破癥條下

難產水龜令婦戴之亦可臨時燒末酒下出南海如龜長二三尺兩目在側旁

敗血高郵軍老鵶眼睛草主之文見備方補養門

血結不通赤孫赤生福州葉如浮萍草四時常有每用一手搦淨洗細研煖酒調服

產後腹中有塊痛蘩蔞音縷即雞腸草也以酒炒絞汁溫服

下惡血蘩蔞暴乾爲末醋煮和丸空心下三十丸此菜葉青花自人以作羹南中多生

田野間下濕地亦有之葉似荇菜而小夏秋
生小白黄花其莖梗作蔓斷之有絲縷細而
中空似雞腸故名今南北所生肥瘠不同若
菟絲並可單煮飲其名多人不盡識一名蕠
蘩蔞釋曰蔜其用大抵主血故婦人宜食五月
五日採陰乾或云即藤也又或白軟草是也
亦可下男
子惡血

陰蝕漏下赤白沃 淮木主之文見備方久欬逆條下

産後心悶手脚煩熱氣力欲絶血暈連心頭硬
及寒熱不禁 接骨木破如筭子煎半升分温兩服或小便數惡血不止服之即差
此木煮之三徧其力一般此是起死人方也
文見備方瘫瘓首條下

血塊

獨脚仙夏採根葉連梗焙乾爲末酒煎半錢服之生福州山林傍陰泉處多有之春生苗至秋冬而葉落其葉圓上青下紫其脚長三四寸

血氣幷五勞七傷

半天回與雞翁藤野蘭根崖椶四味洗淨去麄皮焙乾等分搗羅爲末溫酒服二錢七婦人忌羊血雞魚濕麪犬夫亦服無忌生施州春生苗高二尺已來赤斑色至冬苗葉皆枯其根味苦澀夏月採用雞翁藤其苗蔓延大木有葉無花崖椶苗高尺許有葉無花野蘭根叢生高尺許有葉無花俱出施州

產婦飲之止血

樃子皮煮取汁飲之皮樹如栗冬月不凋生江南子除諸惡血

婦人陰瘡浮疱

落鴈木同椿木煮之妙生南海山野中藤蔓而生四面如刀削

代州雁門亦有莽蘿高丈餘雁過皆綴其中故云後雁銜至代州雁門放落而生故名

破宿血婦人血閉腹內血塊癥瘕 乾陀木酒煎服生安南皮孕堪染僧褐葉如櫻桃

令易產 文鰩魚產婦臨月帶之亦可臨時燒灰酒下一錢匕出南海大者長尺許有翅與尾齊一名飛魚群飛水上海人候之當有大風鰩魬 招吳都賦云文鰩夜飛而觸綱是

傷中崩絕 赤醍醐菜杵汁淋酒煎沸空心服一盞凡使勿用諸件草形似牛皮蔓指之有乳汁出香甜入頂研爛用生絹絞汁出飲之

月水不利 醍醐葉絞汁和酒煎服一盞

姙娠咳嗽搗菩薩草羅細末蜜丸服之立効生
江浙州郡亦名尺二夌冬不凋秋中
有花直出赤子似
蒴頭冬月採根用

治婦人血氣能消胎氣紫背金盤草洗淨去粗
皮焙乾搗羅溫酒調服
二錢匕孕婦不可服忌雞魚濕麵羊血生施
州苗高尺許葉背紫無花根辛澀採根用
山慈石一名爰茈生山之陽正月生

女子帶下葉如藜蘆莖有衣
燒淡菜一頓食飽大効一名殼菜常

崩中帶下時燒食即苦與少米先煮熟後除肉
內兩邊鑠及毛再入蘿蔔或紫蘇或冬瓜皮
同煮更妙

月水不利黑石華主之生弗其勞山陰石間

主絶孕益氣 天社蟲主之味甘如甘如蜂大腰食草木葉三月採

假色 落葵子漬粉傅之悅澤人面又取蒸暴乾和白蜜塗面鮮華立見須去皮取仁細研用之一名天葵一名繁露俗呼為胡臙脂一名藤葵蔓生葉圓厚如杏葉子似五味子生青熟黑葉堆可飪酢

令膚色都麗及接骨接破損指甲 都膚皆主之原名續骨文見折傷門備方乙板接骨條下

下乳亦通順血脉調氣 百乳草甚佳此物形如瓦松莖葉俱青有如松葉無花根黃白色三月生苗四月長皮五六寸許四時採根乾用亦呼百藥草

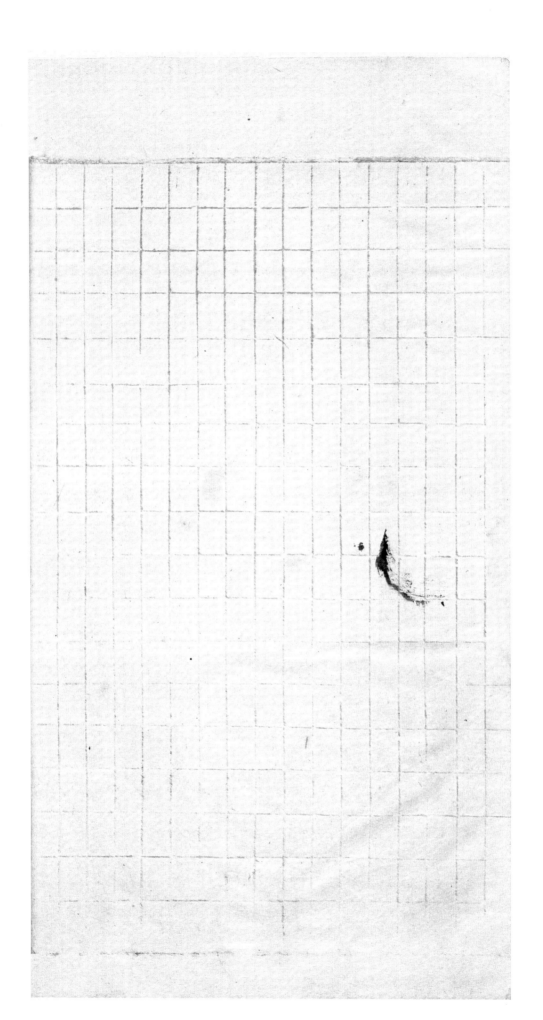

單方備卷之七之二

古雄丹崖趙鳳翔羽伯父緝

小兒門

寒熱癇 鬼蓋主之一名地蓋生垣墻下叢生赤旦生暮死一名朝生疑是鬼繖也一云鬼蓋名爲鬼屋如菌生陰濕處蓋黑莖赤鬼繖夏日得雨聚生糞堆見日消黑有小毒

驚癇貢豚瘈瘲及大人痓 鹿良主之味鹹臭五月採草屬

赤白痢 搗絞雞腸草汁和蜜服之甚良

風熱用之甚効 田母草生臨江軍性凉無花實二月採根用

火焰丹消赤腫 老鵶眼睛草其葉入醋細研傅之

小兒熱 菾菜子煮半生搗汁含之文見備方冷熱痢條下

閃癖 苦耽苗子研傅之文見備方雜治門十一板傅尸條下

又 苦菜葉搗傅之一名荼草一名選一名游冬亦呼爲小苦耽一名苦蘵一名蘵子有實形如皮弁子圓如珠三月生從葉出莖直黃輿備方疸門去碁熱條下互看

差頹 差頹核大小也杜父魚擘闓尸咬之七下生溪澗下背有刺大頭濶口長二三寸色黑斑如吹砂而短

脫肛 榼藤子灰服之文見備方痢條下

飼小兒殺蚘蟲不入方用莢蒾一名擊迷一名羿先蓋檀揄之類所在山谷有之生北土山林間煮樹枝汁和作粥甚美

身熱以王明浴之味苦生山谷一名王草

面膚鬚髮

染髭髮令黑婆羅得主之似中華椰樹子如草麻生西海波斯國

藻面去黶象豆和大豆主之文見備方瘡瘍門五板五痔條下

去黑子異草主之味苦生籬木上葉如葵莖傍有角汁白

除黶䵵榼藤子主之文見備方痢條下

單方備

令髮長黑 芸臺子壓油傅之文見備方瘡瘍門十二板破瘤條下

令頭生長髮 石荊作灰汁沐之按石荊似荊而小生水傍一名水荊非欒荊也

梳頭染髮變白令黑 烏臼子壓油塗頭文見備方雜治三板燃燈條下

作浴湯 舩虹主之味酸色黄生蜀郡立秋取陷弘景云方藥不用俗人無識

令人美色 石肝主之生常山色如肝

變白生髮 塩麩子乾搗末食之文見

令人潤澤有光 菾子以醋浸之措面文見備補養門八板開胃條下

頭風頭痛

頭風 烏臼根皮以慢火炙令脂汁盡黄乾後用 文見備方雜治三板燃燈條下

又 挼挹主之

頭風白屑生髮 結殺味香入膏藥用之生西國樹花胡将香油傳頭○拘打人身上結筋二下筋散矣

風毒瘴熱頭疼目眩 東風菜堪入羮臛食甚美 文見備方

頭風目眩 鶻嘲煑炙食之頓盡一枚至驗其腫先從兩項邊筋起直上入頭目眩頭悶者是其鳥似鵲尾短黄色深林間飛不遠北人名鸜鵒爾雅云鳴鳩似鵲鶻鵃似鵲尾短多聲東京賦云鶻嘲春鳴或呼為骨鵰南北皆有之

圭毒風頭溲注

紫紵圭之味鹹一名野葵生高
陵下地三月三日採根如烏頭

古雄丹崖趙鳳翔羽伯父緝

瘧疾

瘧疾 接骨木葉郎白石葉上有枳椇八九月熟謂之木蜜嘬之甘美如飴爲屋用之酒皆薄南方多有之詩小雅所謂南山有枸是也大人七葉小兒三葉生擣絞汁服小毒得吐爲度或利 又柘根白皮汁服之不可過多

瘧瘴寒熱 煮果然肉食之亦以其皮爲褥坐之似猴人面毛如蒼鴨脚邊堪作褥出交州其名自呼如猿白質黑紋尾長過其頭鼻孔向天雨以尾塞鼻孔毛溫而細

温瘧寒熱酸嘶邪氣辟不祥 蘘草主之味其苦寒生淮南山谷

瀉痢

血痢 榼藤子燒灰服人多剔去内作藥瓢垂腰間其子紫黑色微光大一二寸圓褊一名象豆生廣南山林間樹如通草藤也三年始熟入藥炙用

瀉血 榼藤子一枚以刀剜内瓤熬研爲散空腹热酒調二錢不過三服効

水痢 赤瓜木取實之酸冷汁服其樹高五六尺葉似香菜子似虎掌出山南申安隨等州高原又云生平陸所在有之瓜木如小林檎赤色一名羊梂梂似小查而赤人實之一名鼠查 又 松楊木皮濃煎黑腋一升生江南大樹葉如梨江西呼凉木不問冷熱痢也

冷熱痢 菾菜搗絞汁服之菜似升麻苗南人蒸缹音缶食之大香美文見開胃通心條

下氣止瀉痢 毗梨勒主之文見染髭鬚髮變黑色條下

赤白痢 角落木皮煮汁服之出江西山谷似茱萸獨莖

去諸痢冷氣 阿月渾子主之文見備方補養門令人肥健條下

止洩痢 櫧子主之文見備方食之不饑條下又能破血

暴痢心腹冷 韶子主之生嶺南子如栗皮肉核如荔枝葉似栗有刺斫皮內白脂如豬味甘酸

水痢 棎子生食之味澁生江南子似梨吳都賦云棎榴禦霜是也

洩痢 石腎主之味鹹色如白珠 又熱痢 擣汁服或研作粥食

痢疾及腰疼 棠毬子味酸澀生滁州三月開白花隨便結實採無時用之皆効他處亦有不入藥用

赤白痢 龍牙草春夏採洗揀去蘆頭焙乾擣為末米飲調服一錢匕

下血 十月採雞項草根洗焙乾碾羅為散服生福州葉如紅花葉上有刺青色亦名千針草根似小蘿蔔枝條直上三月四月苗上生紫花八月葉凋

淋閉門 附癃 小便利 淋丹

通利小便 老鵶眼睛草根與木通胡荽煎湯服文見備方雜治一板治風條下

利小便　石蠹蟲主之生石中伊落間水底石下有蟲如蠶解放絲連綴小石如繭春夏羽化作小蛾水上飛一名石下新

利水道　扁前主之味苦有毒生山陵如牛蚤翼赤五月八月採

大便不通　烏臼木方停一寸來劈破以水煎小半盞服之立通不用多喫其功神聖文見備方雜治三板燃燈條下

通利小水主脾熱　木占斯主之茱萸為之使文見備方雜治

淋疾　小兒群生施州叢高一尺已來春夏生苗葉無花至冬而枯其根味辛性涼無毒採無時彼土人取此並左纏草二味洗淨焙乾等分為末每服一錢溫酒調下無忌左纏草

單方備　淋癃三

即旋花

根也

主五癃破石淋膀胱中結氣利水道導小便練石草主之味苦寒生南陽川澤一云爛石草又云馬矢蒿

主癃犀洛主之味甘一名星洛一名泥洛

又扁前主之文見前利水道

石癃石蠹蟲主之文見前利小便條

主小便利雞腸草一斤於豉汁中煮調和作羹食之作粥亦得

淋丹蘩蔞滿兩手水煮飲之文見備方下惡血

消渴

消渴胡豆子煮食之勿與鹽苗似
豆生野田間米中往往有之

止渴榅桲主之多食痞塞胃脘文見備方雜治
五板温中條下

消渴煩熱君遷子主之文見備方補養二板鎮
心條下

止渴櫧子主之文見備方
產婦止血條下

主渴消中石斛主之味
甘草類也

消渴益壽龍石膏主之生杜
陵如鐵脂中黃

消渴補中益氣遂石主之
生太山陰

主消渴少氣令人耐寒委虵音威貽主之味甘生人家園中大核長鬚多葉兩兩相值子如芥子

止渴輕身良達主之生陰墊蔓延大如葵子滑小

消渴膀胱熱生液白石華主之出北鄉北邑山

主渴去小腸熱紫石華主之一名茈石華生中牛山陰採無時

消渴去熱黑石華主之生弗其勞山陰石間

生津液止渴醒酒醋林子彼土人多以塩醋收藏以充果子食之及熟採之陰乾和核同用多食令人口舌麤拆葉味酸夷獠人採得入塩和魚膾食之勝用醋

諸疸

五種黄病 翹搖絞汁服之文見雜治十二板破血條下又茜根主之

黄疸酒疸疵止渴 塩麩子乾搗末食之或樹根白皮搗碎米泔浸一宿空心服生吳蜀山谷葉如椿葉子秋熟七月出穗粒如小豆上有塩似雪食之酸鹹可爲羹亦謂之酢桶吳人謂之爲塩一名叛奴塩

去暴熱目黄秘塞 苦菜葉煮汁服之葉極似龍葵但龍葵子無殼苦蘵子有殼似苦苣而細斷之有白汁花黄似菊易通卦驗玄圖曰苦菜生於寒秋經冬歷春得夏乃成春花夏實至秋後生花而不實在南方經冬不凋在北經冬凋斃月令小滿後所謂

苦菜秀是此禁如苦苣更狹其綠色差淡其
汁出常常點瘯子自落

治面目黄強力止困苦蕒食之蕒音買苦蕒菜也根出蠶蛾出時切不可取枷令蛾子青爛蠶婦亦忌食野苦蕒五六回枷後味甘滑於家苦蕒甚佳

除煩熱解酒疸目黄黄爐煮服之生商洛山谷葉圓木黄川界甚有之

因時患傷熱變成癃黄遍身壯熱小便黄赤眼
如金色面又青黑心頭氣痛遶心如刺頭旋欲
倒兼脇下有瘕氣及黄疸等此方經驗麗春草春三月
採花陰乾取花一斤擣爲散每平明空心取
二方寸匕和生麻油一盞頓服之日惟一服

隔五日再進以知爲度患黃疸者取其根擣
汁一盞空腹頓服服訖須臾即利三兩行其
疾並已一劑不能愈隔七日更一劑永差忌
酒麵豬魚蒜粉酪等出檀嵎山川谷此山在
高密界河南淮陽郡潁川及譙郡汝南郡等
並呼爲龍羊草河北近山鄴郡汲郡名蒝蘭
艾上黨紫團山亦有名定參草亦名仙女蒿
今所在有之不知俗人今呼何名故無識者

眼

治眼 千里急主之春苗秋花并
取花葉入藥生天台山

赤眼 煎黃櫨木汁洗之文見
前疸除煩熱條下

肝熱眼赤 東風菜入羹臛食之甚美也莖高三
尺葉似杏葉而長極厚軟上有細毛

先春而生故有東風
之號生嶺南平澤
益氣明目逐折一名百合亨實生木間莖黃七月實黑如大豆又云拒仲子
明目常吏之生主之味苦實有刺大如稻粱蜀本云常更之生
風赤眵淚羅勒子致目中文見備方雜治十板謂中條下
目瞖及物入目羅勒子三五顆致目中少頃當濕脹與物俱出
目痛淋露寒熱益血布芸主之一名蟄烈一名顧啄三月五月採莖葉陰
乾爾雅
云茢勃
主目盲止痛除熱瘙越砥主之今細礪布出臨平據此在草本類中當是

草屬恐非
細礪石也

明目鬼目主之味酸一名來耳實赤如五味十
月採俗人呼白草子亦名鬼目此乃相似
也一名排風一名白幕爾雅云符鬼目注云
葉似葛子如耳鐺赤色

明眼目治血風煩燥苦芥子主之生泰州苗長
一尺已來枝莖青色葉如
挪闊白花似榆
莢其子黑色

退熱明目千里光生筠州淺山及路傍味苦耳
寒葉似菊葉而長枝幹圓而青背有
毛春生苗秋生莖葉有花黃色不結實花無
用彼土人多與耳草煮作服不入衆藥用

齒

主齒痛良逵主之文見備方止渴條

昧齒痛節木鳥主之鶩是也又齲齒接骨木作湯漱之文見備方瘧疾門首條

齒有蟲取捴根片子許大內孔中當自爛落又能爛人牙齒生江南山谷高丈許直上無枝莖上有刺人取頭食之有小毒一名吻頭

殺齒䘌耳瘡灰藋燒爲灰口含及內齒孔中

齒根爛瘡羅勒燒灰用甚良文見備方雜治十板調中條下

牙齒宣露蘗䌫燒灰揩之一云燒灰減力不着乾作末用之文見備方下惡血條下

口齒黃花了春生葉至二月有花似薺菜花黃色秋中結實生信州

咽喉

壅熱咽喉腫痛 百兩金含一寸許嚥津葉似荔枝初生背面俱青結花實後背紫面青苗高二三尺有幹如木凌冬不凋初及開花青碧色結實如豆大生青熟赤根入藥採無時用之搥去心 又紫背龍牙含嚥之生戎州雲安軍河中府 又生蜀中冬夏葉青都管草根切片含之愈 文見瘡瘍門

咽喉腫痛 板風壅腫條下 備方

喉中塞 懸鈎莖燒爲末服之 文見備方雜治門 五板醒酒條下

風熱上壅喉咽腫痛及項上風癧 半邊山以酒摩服二八月採生宜州溪澗採根用其根狀似白朮而軟葉似苦蕒厚而光一名水苦蕒一名謝婆菜

療咽喉黄花了主之文見備方齒條下

喉痺榼藤子燒灰服文見備方血痢條下

結氣壅在喉頸河煎主之味酸生海中八九月採

遊蠱飛尸著喉口者刺破以欓子揩之令血出當下涎末木高大埜有刺文見蜀椒條下

又風熱咽喉腫痛鵝抱節末酒調服文見箭毒條

霍亂

霍亂腹痛吐逆心煩廩倶倫切舌主之味辛微溫生水中五月採陶隱君云生小小水中令人五月五日採乾用之

霍亂 菫菜與香茂同功

霍亂轉筋 皆煮榅桲汁飲之可敵木瓜

心痛門 兼諸心中病欬逆咳附後

辛心氣痛 馬芹子熟時可食之或為末醋服之一名芆一名生蘄

除心煩熱 可食菫菜

解心煩 合新木主之生遼東味辛

去心間酸痰 榅桲主之多食痞塞胃脘

去心中惡水水氣 木威子主之生嶺南山谷樹葉似楝子如橄欖而堅似棗

心氣痛 獨用藤并小赤藥頭二味洗淨焙乾等分為末溫酒調一錢匕服生施州有葉

無花葉上有
倒刺採皮用

療心氣痛解熱毒野猪尾並百藥頭二味洗淨去麁皮焙乾等分爲末溫酒
調下一錢七其苗纏木上
作藤生有葉無花生施州

養心氣除心溫溫辛痛浸淫身熱可作鹽蕈音譚草
主之味鹹生淮南平澤
七月採礬石爲之使

主心煩黃秋主之味苦生如桐根

欬嗽

主欬逆上氣益肺氣安五臟并苦主之一名戫音或薰一名玉荊

三月採

陰乾

主肺欬上氣行五臟白并主之文見備方補養五條

主欬逆五臟邪氣調中益氣五色符主之味苦微溫有赤白青黑黃五符各隨色補其臟白符一名女木生巴郡山谷陶隱居云方藥不復用今人並無識吳氏云五色名脂一名青赤黃白黑符又明目殺蟲

欬逆氣石耆主之味甘生石間色赤如鷄脂四月採紫佳

去嗽採子和蜜食之文見備方水痢條下

痰嗽噦氣石都念子食之味酸生嶺南樹高丈餘葉如白楊花如蜀葵正赤子如小

單方備　欬十

棗蜜漬爲粉其美益人
隨朝植於酉苑者此也

主欬肺傷益决草主之味辛溫生山陰根如細辛

止欬鼠耳主之味酸一名無心生田中下地厚葉肥莖

欬逆上氣寒熱鼠姑主之味苦寒一名䑋音雪生丹木陶隱居云今人不識此
鼠姑乃牡丹又名鼠姑罔知孰是

久欬上氣傷中虛羸補中益氣淮木主之味苦一名百歲城中木生晉陽平澤陶云方藥亦不復用

患唲羅勒汁服半合定冬月用乾者煮之文見備方雜治十板調中條唲音拙音抉又出難經

水腫

下水氣　炒烏臼子煎湯服八九月熟初青後黑分爲三辨文見備方雜治三板燃燈條

水腫　接骨木煮服之

能去陰下水　烏臼木煎湯服之

腫氣　拳參生淄州田野葉如羊蹄根似海鰕黑色五月採彼土人搗末淋煠之

積聚癥結

癥結積聚冷痃癖氣塊　木天蓼酒浸或釀酒服大效

癥結積聚　烏臼木主之

下血及碎肉除痂瘕積冷氣鼠李子晒乾九蒸酒浸服三合日再

心中結塊久積氣攻臍下根子主之生威州山中根入藥用採無時

其苗葉花實並不入藥

攻血治氣塊血藤葉如蘡薁葉根如大拇指生宜州黃色五月採生信州

老血瘕男子痃癖悶痞取奴柘刺和三稜草馬鞭草作煎如稠糖病在心食後服在臍空心服當下惡物山江南山野似柘節有刺冬不凋

主小腹痛利小腹破積聚柴紫主之生宛句二月七月採

卒心腸癥瘕堅滿痃癖櫸木燒爲白灰淋取汁以釀酒酒熟從半合溫

服漸漸增至一二盞即愈此大樹生江南深
山樹有數種其葉厚大白花者入藥亦可入
染用其餘樹木灰
用染一名櫸灰

破癥瘕結血 芸臺可食今俗方病人得喫芸臺
是宜血病也雖人間所啖之菜春
食之能發痼先患腰腳人食之加極胡臭人
食尤加甚又極損陽氣發瘡口齒痛又能生
腹中諸蟲是道家特忌因弱陽也亦不甚香
在諸菜中不甚佳

心腹積瘕 徐黃主之味辛生澤中
大莖細葉香如藁本

心腹積血 丹戩主之味辛一名飛龍生蜀都如
鼠負青股蜚頭赤七月七日採

結氣 擔羅雜昆布食之爲美生新羅蛤之類也
羅人食之

主熱氣消食擔羅主之

去暴腹冷痛食不消殺腥物欓子煮汁服木高大莖有刺文具本草蜀椒條下

單方備卷之七之四

古雄丹崖趙鳳翔羽伯父緝

風痺

風寒濕痺歷節疼除四肢厥氣膝痛蔓椒主之

豬椒䖘椒狗椒豨椒生雲中川谷及丘冢間又名豕椒

山野處處有之文具本草蜀椒條下不香

賊風攣急蔓椒主之

風痺偏枯筋骨攣縮癱瘓皮膚不仁疼冷等茱萸樹

枝葉擣碎大甑中蒸令熱鋪著床上展卧其

中冷更易骨節間風盡出當得大汗後補藥

及羨食之慎風冷勞復生江南深山葉長厚
冬月不凋山人總識之

腰脚痺煮芸薹
食之

主緩筋令不痛虆根主之苗如豆爾雅云攝處
虆注云江東呼虆為藤似葛而
虛大今武豆也夾有毛
一名巨荒千歲虆是也

痿痺類鼻主之味酸温一名類重生田中高地
葉如天名精美根五月採煮以洗病

肢痺坐音地松
主之味辛

主痺血氣石味酸主之一名赤英一名石血赤
生邯鄲山如爵茈二月採三十六水
方呼為
紫賀石

偏風日喎手足癱緩去冷氣風痺龍手藤醇酒浸近火令温空心服取汁出安茘浦山谷石上向陽者葉如龍手故名

久患風痺脚膝疼冷皮膚不仁氣力弱衰久服好顔色變白不老石松酒浸良生香山上如松高一二尺

去濕痺煩熱含水藤汁服之

除風痒接骨木作湯浴之

風痺鼠李皮主之

風涎百兩金河中出者根赤色如蔓菁莖細青色四月開碎黄花似星宿花五月採根長

及一寸
晒乾用

走疰風
建水草生福州其枝葉似桑四時常有
彼土人取葉焙乾研末煖酒服之

癱瘓諸風手足不遂
石逍遥草生常州冬夏常
有無花實生亦不多俗用
擣為末煉蜜丸如梧桐子大酒服二十粒日
三百日差久服益血輕身初服頭微痛無害

治風有効
祈婆藤採葉入藥生天台山中苗蔓
延木上四時常有

又
含春藤採葉入藥其葉蔓
延木上冬夏長青生台州

又
清風藤葉入藥生天台山
中苗蔓延木上四時常有

又
催風使秋採葉入藥生
天台山中苗葉冬夏有

風瘙皮膚痒玉英主之一名石鏡明白可作鏡生山竅十二月採

主身痒石肝主之生常山色如肝

風寒濕痺身重四肢疼酸歷節痛別羈主之味苦微温一名別枝一名別騎一名𪏆騎生藍田川谷二八月採陶隱居云方家時有用處今俗亦絶爾

大風邪氣濕痺寒痛久服輕身益壽耐老茹活主之味苦温生河東方藥無用此者乃有固活丸即是野葛一名爾又名冬葵子非葵菜之冬葵子療體乖異別錄一名雞精也

瘙痺寒熱去黑子異草主之味苦生籬木上葉如葵莖傍有角汁白

盛傷痺腫華草主之生山澤如蒲黄葉如芥味苦

傷中痿痺溢腫節花主之味苦一名山節一名達節一名通漆十月採暴乾

風眩痛新雉木味苦香温可作浴藥七月採實如桃

丈夫婦人無故兩脚腫滿連膝脛中痛屈伸急強名骨風其疾不宜針灸亦不宜服藥唯單煮此藥浸之不經五日即差數用神効水英夏取莖葉及花秋冬用根春取苗每五大斤以水一石煮取三斗及熱浸脚兼淋膝上日夜三四頻日用之以差為度若腫甚者即於此方加生椒目三升加水二大斗依前煮取汁將淋瘡腫隨

消即摩粉避風乃良忌油膩蒜生菜豬魚肉等此物生亦陽池澤及河海邊臨汝人呼爲牛莊草河北信都人名水節內河連內黃呼爲水棘劒南遂寧等郡名龍移草蜀郡人採其花合面藥淮南諸郡名海茌嶺南亦有土地尤宜莖葉肥大名海精木亦魚津草所在皆有可單服之吾北人留心於此理者有志濟人及博物理者絶無倘得同心之人搃不能覓得此物須思此疾如何不宜服藥如何不宜針灸此疾何自而得如何有此忌食着能理會則必自作別方以療之孰泥拙工不足語此

壯筋骨治風痺

坐拏草治之生江西及滁州六月開紫花結實採其苗爲藥江西北甚易得後因有効乃頗曾重神醫普救方曾用之

治風瓊田草三月採根葉焙乾搗為末蜜丸服之生福州春生苗葉無花

去風香麻煎湯浴之甚佳生福州四季常有苗葉無花不拘時月採

大風疾亞麻子又名鵶麻出兖州威勝軍苗葉俱青花白色八月上旬採實用

去皮膚風熱流注骨節癰腫疼痛火炭母草不拘時採葉搗爛於坩器中以塩酒炒傳腫痛處經宿一易生南恩州原野莖赤而柔似細蓼葉端尖近根方夏有白花秋實如菽青黑色味甘可食

風腫行血茆質汗治之有効生信州葉青花白七月採

治風百藥祖生天台山中苗葉冬夏常長青冬採葉用又黄寮郎同處生冬夏青並根用

療風消腫毒鐵線生饒州三月採陰乾用之有効

治風立有奇効木天蓼一斤去皮細剉以生絹袋盛好酒二斗浸之春夏一七日秋冬二七日復開每空心日午初夜各溫飲一盞老幼臨時加減長服日每朝只一盞

風勞虛冷氣中賊風口面喎斜皆木天蓼主之其子作毬形似纍其毬子可藏作果噉之

一切風虛羸冷手足疼痺無論老幼輕重小天蓼浸酒及煮汁服之十許日覺皮膚間風出如蟲行生天目山樹如梔子冬不凋野獸食之更有木天蓼出山南大樹久服促壽以其逐風損氣天蓼日木日藤日小皆能逐風其中優

劣推小者爲最

風血補衰老起陽強腰脚除冷氣排風邪除痺 南藤煮汁亦浸酒用之

筋骨疼痛 馬節脚並續筋金稜藤三味洗淨去麁皮焙乾等分爲細末溫酒調服一錢匕馬節生施州作林大小不常四時有葉無花取皮用金稜取皮有葉無花續筋即葍旋根也

肢節風冷筋脉急痛 烈節九月採莖暴乾以作浴湯佳生榮州多在林箐中生春生蔓苗莖葉俱似丁公藤而纖細無花實

腹臟風壅上氣欬嗽杏參主之生淄州田野根
似小菜根五月內採苗葉
用彼土人
多用之
齁齁及吐風涎石莧與甘草同服生筠州多陰
河岸沙石上生味辛苦有小毒
春生苗葉莖青高一尺已來葉如水柳而短
八月九月採
風瘙扶移木皮燒灰主之文見備方雜治門十
四板風血條下

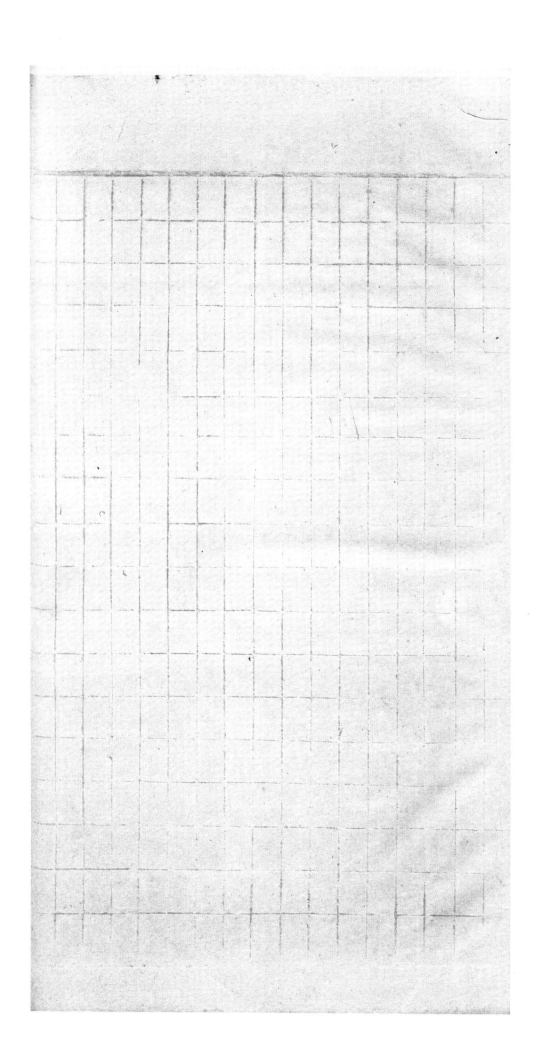

古雄丹崖趙鳳翔羽伯父緝

瘡瘍

殺癬蟲蝕惡瘡瘜肉青腰蟲主之文見備方雜治十一板刺人面條

瘜肉惡瘡馬陸燒黑傳之

一切丁腫附骨疽蝕等瘡宿肉贅瘤螲音窒蟷音當燒為末和臘月猪脂傳之亦可諸藥為膏主丁腫出根似蜘蛛穴上為窠爾雅云蛈音迭蜴音蕩郭璞云螲蟷穴上有蓋覆穴口今呼為顛蟷蟲河北人呼為蛈蟷音姪蜴是處有之崔

知悌云主丁
腫爲上有毒

丁腫疽瘡及蜘蛛咬

赤翅蜂燒令黑和油塗之
亦取蜂窠土醋和爲泥傅
蜘蛛咬處當得絲出嶺南如土蜂翅赤頭黑
穿土爲窠食蜘蛛大如螃蠏遥知蜂来皆狠
狽藏隱以預知其處相食如此者無遺也又
有獨脚蜂所用同前似小蜂黑色一足連樹
根不得去不能動搖五月採取又有獨脚蟻
功用同亦連樹根不能動搖俱出嶺南

湯火漆瘡

煎黄櫨木汁洗之文見備方疽門除
煩條下

瘵灼爛

荆楚主之八月十月採陰乾陳藏器云
郎今之荆想也煮汁堪染其先灼瘡法
热焱瘡有効
想字疑誤

尉癰腫膚脹 父陛根主之味辛有毒一名膏魚一名梓藻

癰腫惡瘡 師系煮洗之味苦一名臣堯一名臣骨一名鬼芭生平澤八月採

疥諸瘡久不瘳生死肌除大熱 對廬煮洗之味苦八月採蕳以菴

身痒瘡白禿漆瘡 糞蘭洗之味苦生房陵

主惡瘡去白蟲 酸惡主之生水傍狀如澤瀉

惡疥瘡出蟲 巴棘主之味苦有毒一名女木生高地葉自有刺根連數十枚

惡瘡 天蓼主之味辛有毒一名不龍生水中即今之水葒一名遊龍亦名大蓼已見遝要此重出也

又 徐黄莖主之生澤中大莖細葉香如槀本

主內漏止血不足 酸赭主之味酸生昌陽山採無時

伏蟲白癜音癬腫痛 白給主之味辛生山谷如藜蘆根白相連九月採

赤遊疹風游丹腫乳癰 芸臺葉並搗傅之文見備方十二板破癥條下

脊骨痺 鼠李根有毒煮汁空心服一盞

諸瘡寒熱毒痺 背牛李皮主之

摩疥癬蟲瘡毒腫 罌子桐子主之一名虎子桐似梧桐生山中

惡瘡疥癬有蟲 馬瘍木爲末和油塗之出江南山谷樹如櫪

腫毒惡瘡 九月採地芙蓉花主惡瘡葉傅貼腫毒

腫毒風熱陰地厥七月採根苗用生鄧州順陽縣內鄉山谷葉似青蒿莖青紫色花作小穗微黃根似細辛

諸熱毒惡瘡瓜藤取其皮與刺猪苓二味洗淨去麁皮焙乾等分為末用井華水調貼生施州有葉無花

惡瘡腫毒鬼蓋和醋傅之文見備方小兒門寒熱癇條下

頭禿惡瘡疥瘙痂瘲羊實主之味苦寒生蜀郡草之屬

瘰癧鼠李主之

腫毒地蜈蚣水摩塗出江寧州村落間

一切惡瘡腫及歛瘡口 石合草葉焙乾擣羅爲末温水調貼生施州其苗纏木作藤四時有葉無花

去皮膚瘡疥殺蟲 布里草採無時用根剖取皮焙乾爲末油塗之生南恩州原野中高三四尺葉似李而大至夏不花而實食之令人瀉

瘡疥 芥心草擣末傅之生淄州初生似臘謨草引蔓白色根黃色四月採苗葉

又 馬腸根主之生秦州味寒有毒五六月採根用其葉似桑性熱三月採

癰節腫毒 鵜鳥威主之生信州山野春生青葉九月有花如蓬蒿菜花淡黃色不結實採無時

腫毒 水麻根名不蒜傳貼之九月採又名金燈花其根亦名不蒜或云即此類也生邕州

一切熱毒氣 大木皮與苦桃皮櫻桃皮三味各去麁皮淨洗焙乾等分爲末酒調服一錢匕服食無忌生施州其高下大小不定四時有葉無花其皮味苦澁性温採無時

蝕瘜肉傳惡瘡 豉蟲主之

腸痔下血久不差 杏葉草主之生常州一名金盞草蔓生籬下葉葉相對秋後有子如鷄頭實其中變生一小蟲子脫而能行中夏採花用

一切瘡及風丹遍身如棗大痒痛 搗雞腸草封上日五六易之亦可生食 又疳慝 燒雞腸草傳之

結核　菫菜乾末和油煎成摩上三五度差文見備方十四拔雜治門寒熱下

熱腫癰腫　菫菜搗汁塗之

癰節腫毒　田麻冬三月採葉用生信州田野及溝澗旁春夏生青葉七八月生小子莢

惡瘡白禿　蕺菜有毒淡竹筒內煨傳之

蠼螋溺瘡　蕺菜汁傳之

背瘡熱腫　蕺菜汁盖之至瘡上開孔以歇熱氣毒冷卽易之差山南江左好食生蕺菜關中謂之菹菜葉似蕎麥肥地亦能蔓生莖紫赤色多生濕地山谷陰處莖葉俱紫赤有臭氣多食令人氣喘發虛弱損陽氣消精髓素有腳弱病尤忌之一啖終身不愈以閉

氣故也小兒食之便覺脚痛三歲不能行

蠼螋蟲溺人影亦隨所著作瘡雞腸草汁傳之効

一切惡瘡發背欲死擣雞腸傳良

手足水爛雞腸草洗之又木占斯巨味辛洗之文見備方雜治

鼠瘻惡瘡邪氣鼠姑主之文見備方欬逆條下

癰疽瘡腫紅茂草春採根葉焙乾擣羅為細末冷水調貼生施州一名地沒藥一名長生草四季枝葉繁盛故名

發背鼠李子亦名牛李子其皮重湯煎極稠和如膏以帛塗之神効

瘡痛 合新木主之生遼東味辛

主惡瘡禿敗瘡火氣殺三蟲 青蛆主之味苦一名蟲蟲損一名孟推生方山山谷

主寒熱洗浴疥惡瘡 自背主之味苦生山陵根似紫葳葉如燕盧

五痔 象豆子中仁碎爲粉微熬水服一二七此病尤効生嶺南山林作藤著樹如通草藤三年一熟角如弓袋子若雞卵皮紫色剖中仁用之一名榼子又名合子

瘡癬 榠木葉煎洗之文見備方婦人門二板破産後血條下

惡瘡中風犯毒露致腫 櫟木皮根亦云櫪音同也煎濃汁内塩少許漬

瘡當出膿
血盡止

消風熱結毒赤腫 酒摩鵝抱塗之立愈生宜州
山洞中此種多生山林中附
石而生作蔓似大豆根似萊菔大者如三升
器小者如拳二八月採根切片陰乾

治發背消癰腫拔毒 毌節草採莖葉陰乾與其
草作末米泔調服四月生
苗莖方色青有節七八月開花似薄荷結子
無用葉似劉寄奴而青軟一名蛇藍一名綠
豆青一名六月
冷五六月採

瘤瘡 小青以其葉生擣碎傳之甚効生福州花
三月生當月採葉用

狗咬瘡消癰腫 凡腫消以生苗葉擣爛貼之生
筠州有微毒春生苗葉莖紫色

高一二尺葉似桑而光
面青紫赤色採無時

乳癰腫毒赤疣 都管草以醋摩其根塗之生施
州及宜州田野其根似羌活頭
歲長一節高二尺許葉似土當歸有重臺生
二月八月採根陰乾施州者作蔓又名香毬
蔓長丈餘赤色秋
結紅實四時皆有

風毒瘡腫 都管草根枝
煎湯淋洗

腸痔瀉血 仙人掌草與甘草浸酒服生合州筠
州微苦澀於石壁上貼壁而生形如
人掌故名
葉細而長

傅黃水瘡 榲桲皮搗末主之文見備方雜治五
板溫中條下

瘰癧 七月七日日出時收麻花五月五日收麻葉二件作炷子於癧上灸百壯

蝕惡瘡 雀梅主之味酸寒有毒一名千雀生海水石谷間葉與實俱如麥李

療癰腫盛熱 水草煮洗之生水間三月生大葉如蛇狀四相值但折枝種之便生五月花白實核赤三月三日採

癰腫 灌草葉主之一名鼠肝葉滑青白

洗浴爛瘡療風水 雀醫草主之味苦一名白氣春生秋花白冬實黑

癬 曼遊藤主之

中水爛瘡皮皸 搗含水藤葉傅之

疥癬 石鮅魚主之出南海方山澗中長一寸背裏腹下赤南人取作酢

五痔下血瘀血在腹 鮹魚主之似馬鞭尾有兩岐如鞭鞘故名出湖江中

蟻瘻惡瘡 黃褐候五味淹炙食之極美如鳩作綠褐色聲如小兒吹竽

野鷄病殺蟲 煮炙山菌子食之生江東山林間如小雞無尾即痔避呂后諱改之

塗凍瘡手足不皸 蒿雀腦塗之文見備方補養門七板益陽道條下

遍生風瘡壯熱 單用蕈草主之藥性論云味苦理石爲之使

漆瘡 赤瓜即鼠查煮汁洗効文見備方水痢條下

五痔 擣藤子燒成黑灰微存性米飲調服文見備方血痢條下

蛇蟲咬瘡 研感藤葉傳之文見備方雜治門調中益氣

痔 蟣蟲殼燒作末服之此物有毛似蛤長扁又蚌殼粉主之

殺瘡疥蟲 檀根主之有小毒此與檀别是一種葉如檀高五六尺生高原花四月開色正紫亦名檀其根如葛

癧瘍風 丹桯木皮一握去上黑打碎煎如糖塗風上桯木似杉木生江南深山

蝕瘑肉除白癜風黑子面黶著肉作瘡 灰藋灰三四度淋汁用之

去疥癬風瘙 灰藋煎湯浴之

惡瘡　灰藋搗碎和油傅之又煮汁服之

丹石毒發背癰腫結核　金星草葉和根酒煎服又爲末塗之

火燒瘡生肌肉滅瘢　赤地利二兩搗末生油調塗之

金瘡內漏　金莖主之味苦一名葉金草生澤中高處

痔瘻瘡　土撥鼠肥美煮食之宜人生西蕃山澤穴土爲窠形如獺夷人掘取食之魏畧大秦國出辟毒鼠近似此也

惡癰癤腫破　春採胡堇草苗臨時搗篩與松枝乳香花桑柴炭亂髮灰同熬如彈丸大以熱酒摩一丸服之疼痛立止出齊州東武山田中味辛滑枝葉似小堇菜花紫色

似翹軺一枝七
葉花出三兩莖

五痔 取枳椇之木及皮用之一名木蜜

大人口中疳瘡雖十餘年者齒盡落斷亦斷壞不可近 鼠李子皮重湯煎如膏以帛塗之差濃煮根亦良入藥炙用

除身皮熱毒 鼠李皮主之

疽瘻惡瘡 楊櫨木葉水煮汁洗立差生籬垣間一名空疏所在皆有

癬蟲 馬逢主之味辛或馬搪之類耶

鼠瘻 萹前主之文見備方利水道條下

臟毒下血　地榆與黃芪等分爲末米飲服二錢
蜀人甚神此方生蜀中山谷河中府
亦有之根黃狀如絲莖細上有黃點子無花
葉三月生長四五寸許四月採暴乾用蜀中
九月藥市多
有貨之者

止熱毒　搗蒜菜傅灸瘡上痛易差文見備方

鼠瘻　鴞即鵂鳥取肉食之文見怖鳥門首條令
人夜見物下備方

古雄丹崖趙鳳翔羽伯父緝

折傷打撲金瘡

打撲損筋骨折傷 春採胡菫草苗臨時搗篩與松枝乳香花桑柴炭亂髮灰同熬如彈丸大以熱酒摩一丸服之疼痛立止文見備方瘡瘍門八板惡癰條下

金瘡 胡菫草絞汁塗之

金瘡生肉止血補腰續筋 突厥白突厥國夷人以合金瘡中國用之色白如灰乃云石灰路州亦出其根黃白色狀似茯苓而虛軟苗高三四尺春夏葉如薄

荷花似牽牛而紫上有白稜二八月採根暴乾

折傷血内溜續絶補骨髓止痛 賣子木主之文見備方補養門九板續絶條下

接骨及揃甲 續骨一名都盧形色如櫻桃言出於鞠陵之東以其能接人骨故名婦人傳之盧色都麗故又曰都盧指甲破揃以此接之漢武帝宮中用之語曰枯容碎軀有都盧折爪落髮有續骨帝以金彈彈鳥碎其白光琉璃馬鞍甚悔恨之李少君取續骨和豨膏接之映日而視初無痕處者是也出拾遺記

折傷筋骨 接骨木主之文見備方瘧疾門首條下

打撲傷 坐拏草治之文見備方諸風門四板壯 筋條下

中鐵刀入肉 駝鳥矢食之立銷鳥如駝生西夷好食鐵永徽中吐火羅獻鳥高七尺如駝鼓翅行

鯁及魚骨入肉不可出痛甚 魚狗燒黑爲末頓服之煮汁飲亦佳今之翠鳥也小者名魚狗大者名翠甚尾爲飾亦有斑白者俱能水上取魚故曰魚狗爾雅云竭天狗注曰小鳥青江東呼爲魚狗穴土爲窠吾北方呼爲土翠

折傷 搗絞菾菜汁傳之立愈文見

止血生肌 菾菜絞汁傳之

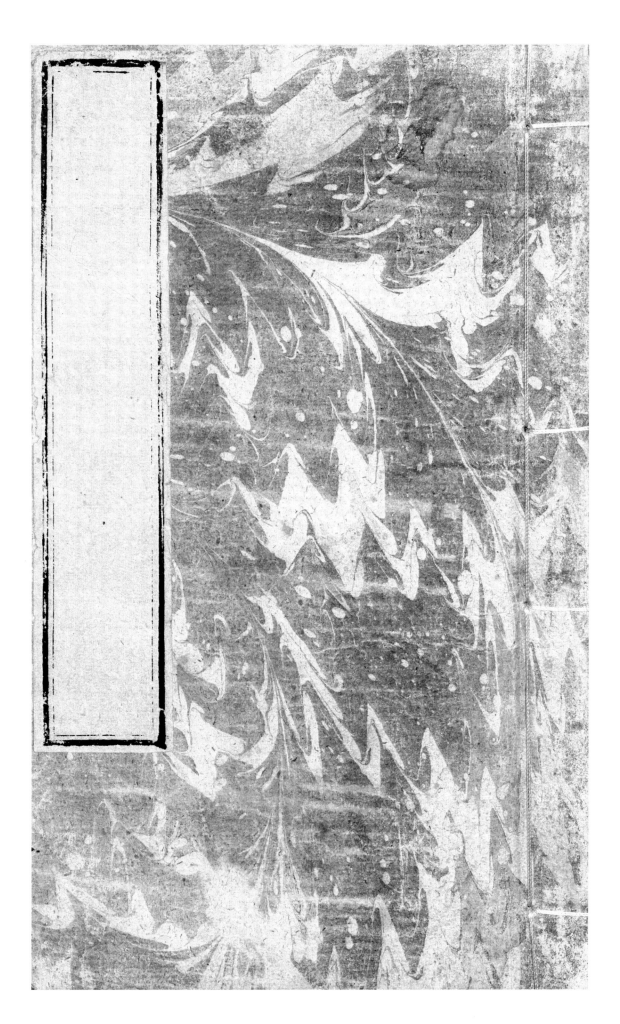

單方備卷之七之七

古雄丹崖趙鳳翔羽伯父緝

蠱毒門 蕪鬼注邪氣諸蠱

食諸肉毒吐血不止痿黃脺者 胡葱子一升洗煮使破取汁停冷服半升日一服夜一服血定止壘齒人食之轉極甚四月食之令人氣喘

蛇虺毒 蔡苴機屎主之即兩頭麋之屎也出永昌郡取屎傅瘡博物志云蔡余義獸似鹿兩頭其胎中屎四時取之漢書云雲陽縣有神鹿兩頭未知今有此物否

蠱毒 石蚕生福州山中三月有花四月採子焙乾生搗羅蜜丸服甚加

飛尸遊蠱以蔘螺薑醋進之彌佳生永嘉海中
朱辛辣如蔘故名

飛尸榼藤子主之文見備方
血痢條下

蠱毒榼藤子
燒灰服

殺豕蠱扶移木皮主之文見

中蠱毒藥毒榼麩葉上毬子主之根用並同文
見

諸藥毒食毒菩薩草根酒研服文見備方婦人
門三板姙娠咳嗽條下

野葛毒煮雍菜食之亦生擣服之嶺南種之蔓
生自花甚爲菜雲南人先食雍菜後食
野葛二物相伏自然無苦取汁滴野苗當時
菸炏其相殺如此張司空云魏武帝啖野葛

三〇四

至一尺是先
食雍菜耶

解酒毒丹石毒 取菠薐食之佳北人食肉麪即平南人食魚鼈水未即冷此物冷有微毒多食冷大小腸久食令人脚弱不能行發腰痛不與䱜魚同食發霍亂吐瀉菠薐本西國中將其子來本是頗陵國來語訛爲菠薐時多不知也又利五臟通腸胃

主蠱除風 馬腸根主之

蠻箭藥毒 鵝抱爲末酒調服之効文見備方瘡瘍門六极消風條下

主鬼疰精物邪惡氣殺百精蠱毒老魅注易亡走啼哭悲傷恍惚 石下長卿主之味鹹有毒一名徐長卿生隴西池澤山谷

又名徐長卿恐誤或名同而物異方家無用
此人俗中皆不識
蛇毒 蕁麻主之生江寧府山野中有大毒人誤
服之吐利不止
蛇咬 樗木皮葉煮洗亦可作屑傳之出江南
又槾木葉搗封之
殺三蟲及蟣蝨 大空主之根皮作末油和塗蟣
虱皆死生山谷出襄州所在有
之秦隴人名為獨空根皮赤葉似楮小圓厚
作小樹抽條高六七尺
蟲蠶蜘蛛咬等 灰藋搗碎和油傳之
又煮服之
蛇蜂螫 三葉主之味辛一名起莫一名趕魚一
名三石一名當田生田中莖小黑白高
三尺根黑三
月採陰乾

蛇咬 生搗菫菜傅之毒即出

蟲咬 百舌鳥炙食之又取其窠及屎塗之

諸蟲蛇傷 菩薩草根汁及研傅之文見婦人門三板備方姙娠咳嗽條下

溪毒砂蝨水弩射工蜮短狐蝦鬚等病 將鸂鶒鳥來病人邊則能唼人身訖以物承之當有砂石出其砂即是含砂射人之砂此蟲之箭也亦可燒屎及毛作灰服之亦可籠以盡人令鳥氣相吸山中水毒處生此鳥將為食毒蟲所致已前數病大畧相似俱是山水間蟲含沙射影亦有無水處患者防之發夜卧常以手摩身體覺辣痛處熟視當有赤點如鍼頭急捻之以芋葉入肉刮却視有細沙石以蒜封瘡

頭上不爾火即寒热瘡漸深也其蝦鬚瘡桂嶺獨多著者十活一二唯有早覺者當用芋草及大芋井蔑等葉屈角入肉鉤之深盡根蒜封可差須臾即根入至骨其根接如蝦鬚故瘡名蝦鬚有如丁腫最惡者人幽隱處自餘大病或如瘧及天行初著寒热亦有瘡出者亦有無瘡者要當出得砂不遲緩易療不比蝦鬚鸀瑦鳥如鴨而大眼赤觜斑生山澤

辟邪鬼毒 海月以生椒醬調和食之文見雜治門備方三板主消渴條下

解一切蛇毒甚妙 紫背龍牙含嚥之其葉冬夏長生生蜀中彼土野人用之

主腹中邪氣去三蟲蛇螫蠱毒鬼疰伏尸 彼子主之

味甘溫有毒生永昌山谷陶隱居云方家從來無用人亦不復識一名羆子不知其形何

類也唐本注云此彼字當木傍作皮仍音披木實也誤入蟲部爾雅云披一名移木如栢肌軟子名榧子陶於木部出之此條宜在果部中據木部下品自有榧實一條而彼子又在蟲魚部中雖同出永昌而主療稍別古今未辨兩注不明以入於本草卷末以俟識者余謂此論俱是不作妄談慈惠後世之苦心第不論主療稍別亦不必執定兩注須俟後之君子詳會考証庶此物不虛生世間更見世不乏明哲而盡爲庸俗亂之也

救鬼毒 生取堇汁半升服即吐出

痰熱門 附冷及寒熱

消食除痰嗽 無漏子主之文見備方補養二板温中條下

胸膈煩熱 天壽根出台州每歲上貢用之甚有効

煩熱 田母草主之文見備方小兒門風熱條下

脾中客熱 節華取皮用之

痰飲 接骨木煮服之

身熱邪氣 王明主之味苦生山谷一名王草

去中熱安心神 苦菜主之文兼小兒門悶癖及疳門暴熱條下

消痰 海月以生椒醬調和食之文見備方雜治門三板主消渴條下

滑中散熱 落葵葉蒸食之但性冷滑人食之爲狗所齧作瘡終身不差其子紫色文見備方婦人門四板假色條下

解利風壅熱盛煩渴狂燥 攀倒甑春夏採葉研搗冷水浸絞汁服之甚効生宜州郊野莖葉似薄荷一名班骨草一名班杖莖

諸冷氣 木天蓼主之

療寒熱 黃蟲主之味苦生地上赤頭長足有角群居七月七日採

又 三葉主之文見備方蠱毒二板蛇蜂條下

广

痺

痺寒寒熱鼠耳主之味酸一名無心生田中下地厚葉肥莖

瘵痺內漏蚖類主之一名蚖短尢色而文

主痂痺通氣諸不足救赦人者主之味苷有毒生人家宮室五十月陰乾

痺白不華用之文見備方消渴門膀胱條下

時行

初得時行熱病蒸菜擣汁飲之得除差文見

驚氣傷寒腹痛羸瘦皮中有邪氣手足寒無色

戈共主之味苦寒生益州山谷惡主禮蜚蠊

溫瘴寒熱發歇不定煩渴頭疼心燥 杜莖山取其葉搗爛以新酒浸絞汁服吐出惡涎甚効其苗高四五尺葉似苦蕒菜秋有紫花實如枸杞子而白生宜州

天行時氣 煮含水藤汁服之

汗

蒸病出汗 蔓椒主之文見

益氣出汗 麻伯主之味酸一名君莒一名衍草一名道止一名自死生平陵如蘭葉

黒厚白纍莖實
赤黒九月採根

止汗出

黄秋主之味
苦生夘桐根

盗汗

百蕟藤採皮入藥有効生台州春生苗蔓
延木上無花葉冬採

腹

腹痛

赤舉主之味耳一名羊飴一名陵澙生山
陰二月花兊音鋭蔓草上五月實黒中有
核三月三日
採葉陰乾

療腹痛寒熱利血

夜行主之小兒呼蹣盤或日
竄蠻音煩蟲也竄盤蟲一名
負盤蟲一名夜行飛蠊雖則相似絲非一物
戎人食之味及辛辣竄盤蟲有短翅飛不遠

好夜中行觸之氣出

胸脅下痛邪氣腸間寒熱陰痺久服輕身益氣耐老屈草主之味苦微寒生漢中川澤五月採陶隱居云方藥不復用俗無識者

溫腹煖胃止嘔逆服乾陀木良

小腹拘急枳椇主之

五臟榮衛肌肉皮膚中瘀血止疼痛散血胡堇草主之文方俱見備方瘡瘍門八板惡癬條下

驚癇

驚邪癲癇發熱狂走　鳳凰臺水磨服之文見備方補養門八板

除留血驚氣蛇癇　蛇舌主之味酸生大水之陽四月採花八月採根

耳

耳聾　鸊鷉膏滴耳中此水鳥也如鳩鴨脚連尾不能陸行常在水中人至即沉擊之便起

又　蔄印一名蔄斗取膏滴耳中令左右耳徹出潮州似虵有四足

脫肛

大人小兒脫肛每天冷及喫冷食即暴痢不止

則肛下脫久療不差紫菫花春間收二斤暴乾
擣爲散加慈毛末七兩相
和研令細塗肛上内既入内了即使人噀冷
水於面上即吸入腸中每日一塗藥噀面不
過六七度即差又以熱酒半升和散一方寸
匕空腹服之日再漸加至二方寸匕以差爲
度若五歲已下小兒即以半杏子許散和酒
令服亦佳忌生姿陳倉米等生江南吳興郡
淮南名楚葵宜春郡多蜀菫橡章名苔菜晉
陵郡名水薊菜淮出江淮南

骨蒸
苦耽苗子多服之文見備方

古雄丹崖趙鳳翔羽伯父輯

補養

令人長生

珠塵服之不夾帶者身輕故仙人方廻遊南嶽七言讚曰珠塵圓潔輕且明有道服者得長生昔舜葬蒼梧之野有鳥如雀丹州而來吐五色之氣氤氳如雲名曰憑霄雀能群飛啣土成丘墳此鳥能反形變色集於峻林之上在木則為禽行地則為獸變化無常常遊丹海之際時來蒼梧之野啣青砂珠積成壟阜名曰珠丘其珠輕細風吹如塵起名曰珠塵今蒼梧之外山人採藥時有得青石圓潔如珠者是也

久服安心益氣聰察少臥輕身耐老耐饑寒高

氣不老 苦菜主之生益州川谷山陵道傍凌冬不死三月三日採陰乾

主婦人無子輕身不老長年 青玉主之生藍田一名穀玉張華云合玉漿用穀玉正縹白色不夾石者大如弁小如雞子取穴中者非今作器物玉也出襄鄉縣舊穴中黃初中詔征南將軍夏侯尚求之又取自玉髓用之生藍田玉石間

益氣令人有子 石脾主之一名胃石一名膏石一名消石生隱蕃山谷石間黑如大豆有赤文色微黃而輕薄如棊子亦主胃寒熱

益氣養神止渴除熱強陰 屬石花主之生江南如石花

益氣療渴輕身辟穀合玉石主之生常山中正如彘肪

主明目益氣令人多精生子璧玉主之

益氣生肌潤五臟安神養血久服令人肥健摩厨子主之生西域及南海子如瓜可為茹木有摩厨生斯調國其汁肥潤其澤如膏馨香馥射可以煎熬彼州之人仰以為儲二月開花四五月結實

溫中益氣補虛損羸弱好顏色令人肥健悅人無漏子主之生波斯國如棗又名波斯棗樹若栗木其實如橡子有二角久服無損

令人肥健不饑厚腸胃鉤栗主之子似栗而圓小生江南山谷樹大數

圍冬月不凋一名巢鈎子又有雀子小圓黑
味甘久食不饑生高山
食之不饑令健行水櫧子主之小抆
橡子味苦澁
鎮心久服輕身令人潤澤顏色君遷子主之生
海南樹高丈餘
子中有汁如乳汁甜美香好吳都賦云平仲
君遷者此也
變白不老南藤服之出藍田八月採氣味辛
烈依南樹故號南藤莖如馬鞭有節
紫褐色一名丁公藤生
南山谷及泉熒二州
補衰老起陽強腰腳南藤主之亦煮汁亦浸酒
冬月用之日乾葉如香葉
而尖昔有人因母疾夜禱於庭聞空中云得
丁公藤治即差訪醫及本草皆無之至宜都

山中見一翁伐木云是丁公藤乃拜泣求之
及得漬酒法受畢失翁所在母疾遂愈此物
若非神人示之世何知有丁公藤哉雖然第
世之迂儒俗子鮮不以為妄者余讀先曾伯
太父雄山公墓誌乃同守淮安時卒於任先
高祖持陳養善先生所為行狀求行太僕顧
公淮東諱達者為之誌銘內一款云公居家
特孝友聞於里閈以母疾禱於天以求身代
時有一道人並一童子來治即時脫沉痼之
疾出則視之即失道人所在其下遂書先高
祖曰公忠厚人也以為此言必不妄恐俗心
人不之信也古云至誠格天信哉又有千金
藤生北地指大如指色黑似漆生南者黃赤
如細辛又有櫨藤子生廣南山林間木如通
草藤三年方熟紫黑色一名象豆今醫家並
稀用以為一藥性賦之所有足矣令人絕倒

令人延年益壽靈壽木根皮止水作杖生劒南山谷圓長皮紫木似竹有節長不過八九尺圍可三四寸自然有合杖之制不須削理

調中補衰治腰脚去風氣却老變白不彫木主之生太白山巖谷樹高二三尺葉似槐莖赤有毛如棠梨

一切風血理腰脚輕身變白不老放杖木酒浸服之生溫括睦婺山中如木天蓼老人服之一月放杖故名

丈夫五勞七傷腰脚痛冷陰痿小便白益陽道

除風氣及小便數補衰老長筋骨好顏色鼠藤根及

莖細剉濃煎服之取微汗亦取汁浸酒更妙
性極熱服訖令人悶無苦生南海海畔山谷
作藤遶樹莖葉滑浄似枸杞花白有節心虛
苗頭有毛南人皆識之彼人食之如喫茸蕨
吐茸美鼠愛食之故曰鼠藤有鼠咬痕者良
須嚼嚥其汁驗之又大補水臟

令人肥健 阿月渾子主之即無名子生西國諸
蕃云與胡榛子同樹一歲為胡榛子
二歲則
渾子也

久服長生延年 曼遊藤主之出犍為牙門山谷
如寄生著大樹春華色紫葉如
梛張司空云蜀
人謂之沉蔦藤

治丈夫腎氣 紫金藤採其皮晒乾為末用生福
州山中春初单生葉青色至冬凋

落其藤
似枯條
益氣耐寒輕身長年 陵石主之生華
山其形薄澤
輕身長年 五羽石主之一名金黃生海水中蓬
葭山上倉中黃如金
輕身益氣止渴 玉伯主之一名玉遂生石上如
松高五六寸紫花用莖葉今之
石松生石上高二三尺山人取根莖浸酒去
風血除風瘙宜老伯應是栢字傳寫有誤
益五臟氣輕身長年 曼諸石主之一名陰精六
七月出石上青黃色夜光
益氣養神除熱止渴 贖石主之味甘平
生江南如石草
輕身益氣 菟棗主之味酸溫生丹陽陵地高尺
許實如棗又雀醫草主之

又牛舌實主之味鹹溫一名彖尸生水中澤傍實大葉長尺許五月採東土人呼田水中大葉如牛耳亦呼為牛耳菜

又兌草主之味酸生蔓延木上葉黃有毛冬生

明目益精氣令人不饑渴 石濡主之一名石芥生石之陰如屋遊垣衣之類得雨即展故名石濡早春青翠端開四葉山人名石芥

調中潤肺明耳目 馬糖主之一名羊麻一名羊粟生下濕地莖有節生根五月採生南方廢稻田中節節有根著土如結縷草堪飼馬馬食如糖故名爾雅馬糖馬飯也味甘煎汁明目

明目益氣令人有子 地耳主之味甘上丘陵如碧石青

輕身益氣長年土鹵主之味苦生山陵池中狀如馬牙

延年丁公寄主之味苦一名丁父生石間蔓延木上葉細大枝赤莖母大如磧黃有汁七月七日採郎丁公藤也亦主金瘡痛

令百病不起白并主之味苦一名玉簫一名箭悍葉如小竹根黃皮白生山陵三月四月採根暴乾

充肌膚益氣令人暴肥牡蒿主之味苦溫不可久服血脉滿盛生田野五月八月採方藥不復用唐本註云齊頭蒿也所在有之葉似防風細薄無光澤

下熱氣益陰精令人面悅好明目久服輕身耐

老翹根主之味苦寒有小毒以作蒸飲酒病人

生蒿高平澤自梁至今常無識者

調中益氣令人好色美志嬰桃主之味辛一名牛桃一名英豆實大

如麥多毛四月採陰乾陶云此非果實櫻桃

形相似而實乖異山間乃時有方藥亦未用

既有此物有此功如何不

用且能止洩腸澼除熱

益氣力多子輕身長年離樓草主之味鹹生常山七八月採實

輕身益氣長年吳唐草主之味苦生故稻田中日夜有光草中有膏

輕身延年酸草主之生名山醴泉上陰居莖有五葉青澤根赤黃可以消玉一名醜

草李云是今酸箕布地菴梨勒

生者今處處有恐非也又主之

益氣 雀翹主之味鹹一名去母一名更生生藍
中葉細黃莖赤有刺四月實兊音銳黃中
黒五月 遂陽木味苦生山中如白楊葉三
採陰乾 又 月實十月熟赤可食
又
天雄草味苦溫生山澤中狀如蘭實如大豆
赤色
輕身益氣明目 可聚實主之味苦溫一名長壽
生山野道中穗如麥葉艾五月採
益氣輕身長年 徐李主之生太山陰如李小形
實青色無核熟採食之
補虛甚暖 取鷸蝟食之如蚌鷸鷸如鶉觜長色
蒼在泥塗間作鷸鷸聲食之如鶉無
別功亦田雞所化鶉類也蘇恭云如蚌鷸之
相持也
助氣益脾胃 鶻嘲煮炙食之頓盡一枚至驗文
見頭風備方條下

益陽道補虛損令人肥健悅澤能食不患冷常有實氣而不發取英雞食之出澤州有石瑛處常食碎石瑛體熱無毛飛翔不遠人食取英之功也如雉尾短腹下毛赤腸中常有碎石瑛凡鳥食之石入腸必致銷爛終不出今人以末石瑛飼雞取卵食之則不如瑛雞

益陽道補人取蒿雀食之似雀青黑在蒿間塞外彌多食之美如諸雀塞北突厥雀如雀身赤從北來當有賊下邊人候之食其肉極熱補益人

令人不饑狼尾草子作黍食之似茅作穗生澤地人亦呼狼茅子蒯草子亦堪食如秔米苗如茅

利腸胃益氣力久食不饑去熱益人菵米可爲飯生水田中苗子似小麥而小四月熟爾雅云守田似燕麥可食一名守氣菵草也

益氣輕身久服不饑堅筋骨能步行東廧可作飯生河西苗似蓬子似葵魏書曰東廧生焉九月十月熟青色并涼間有之河西人語貸我東廧償爾田粱廧音嗇稼丨也

令人不饑輕身師草實一名禹餘粮非石之餘粮也出東海洲島似大麥秋熟其實如毬子八月收之彼人常飡之物名穀中國人未曾見

補虛羸之損溫腸胃止嘔逆久食健人師草實主之

令人不饑渴 地防主之生黃陵如濡居土中

益氣延年 腂戶尨切主之味苦生山谷中白順理十月採

令人得睡 馬芹子炒食之生水澤傍苗似鬼鍼菾菜等花青白色子黃黑色似防風子而扁大味苦辛溫

開胃通心膈 菾菜[illegible]偣[illegible]炙熟水飲葉似紫菊而大花白高三四尺莖若蒴藋有細稜夏盛冬枯食之宜婦人

食之益人 雞腸草煮作菜食之

補虛益陽 龍手藤以醇酒浸近火令溫空心服文見備方諸風二板偏風條下

久服輕身益壽耐姑活主之文見備方諸風三板大風條下

斷穀檀秦木即檀樹取皮和揄皮食之檀若茶其葉堪爲飲樹體細堪作斧柄至夏有不生者忽然葉間當有大水農人候之以則水旱號爲水檀爾云檀若茶樹小似梔子冬生葉可煮作羹今早採為茶晚採為茗一名蔎蜀人呼名之苦茶

勞損積血利血脉安神鳳凰臺水磨服之此鳳凰脚下物如自石也其棲止處掘土二三尺取狀如圓石白似卵恐是鳳凰麟洲有之余以中國人於鳳止處未知求之耳如漢時貢續絃膠即煎鳳髓所造亦曷足怪諸天國食鳳卵如此土人食雞卵也今太同人見鶴爲瑞以其彼地少耳而況遐方乎

續絶補骨髓賣子木主之出劍南邛州今渠州有之每歲土貢謂之買子木高五六尺徑寸許春生嫩枝條葉尖長一二寸俱有綠色枝稍淡紫色四五月開碎花百十枝圍簇作大朶焦紅色隨花便生子如椒目在花瓣中黑而光每株花裁三五大朶耳五月採其枝葉用凡用以酥炒令酥盡每一兩用酥二分為度

令人肥健益氣力昌侯魚肉作炙食之至美一名昌鼠生南海如鯽魚身正圓無硬骨腹中有毒令人痢下

長肌肉久服輕身長年柴紫主之生宛句二月七月採

主腹內冷腰膝疼痛弱小便自數陽道乏牛領藤煮

汁浸酒服之生嶺南高山形褊如牛領取之陰乾

陰腎痿弱囊下濕痒無名木皮煎汁小浴極妙其實號無名子波斯家呼爲阿月渾狀若榛子房中術使用者衆生廣南山谷中

主陰痿消渴去熱黑石華主之生費勞山陰石間

主陰痿消渴膈中熱生液去百毒黃石花主之出北山黃色

理心氣不足吳葵花主之味鹹

主火氣止煩緋蒲木味苦生陵谷葉如柰實赤三核

補中明目蕙實主之味辛是蘭蕙之蕙也

陰痿相烏主之味苦一名烏葵如蘭香赤莖生山陽五月十五日採陰乾

補大益氣明目雀翹主之

陰痿天雄草主之文見前六板益氣條下

補益男子元氣高郵軍老鴉眼睛草主之生江湖間七月採子葉如茄子葉故名天茄子或云郎潦姑草也潦姑郎蜀羊草已見本草本經人亦不能決識之

血氣逆五勞七傷野蘭根出施州叢生高一尺已來四時有葉無花其根并半天回雞翁藤崖檖等四味洗淨去麄皮焙乾為末溫服酒調二錢匕無忌文備婦人門

勞損虛羸瘦腰脊冷夢與人交接泄精柘木白皮及東

行根自皮取汁
服無刺者良
和五臓自𣏌木及皮主之
主

單方備卷之七之九

古雄丹崖趙鳳翔羽伯父緝

雜治

主鬼物百精蠱毒疫疾邪惡氣溫瘧久服強悍輕身益氣延年徐長卿主之生太山山谷又隴西淄齊淮泗所在川澤有之

三月生青苗葉似小麥兩葉相對有光潤七八月著子似蘿藦子而小九月苗黃十月凋生下濕地根黃色似細辛微麄長有臊氣三月四月採一名別仙蹤一名鬼督郵鬼督郵之名甚多而非鬼箭赤箭鬼督郵別有本條各不相代其長卿根似細辛小短扁爾葉似

挪又宜腰脚更治傳屍勞余從伯父生六子皆患傳屍余遍覓此藥皆不可得畢竟六子皆死此物易得而人不識今俗醫讀幾句藥性賦以博衣食此外復何求哉若積德之家當預求而備之

治風補益男子元氣婦人敗血 高郵軍老鴉眼睛草主之生江湖間七月採子葉如茄子葉故又名天茄子或云即漆姑草也即蜀羊草也人亦不能決識之存而以俟博識者

時疾膈氣風痰 紫金牛主之生福州葉如茶上綠下紫實圓紅如丹朱根微紫色八月採去心暴乾皮似巴戟

去皮間風熱又主懸冷及胃中逆冷霍亂腹痛
山薑可作淋渫湯有小毒開紫花不結子八
月採根用生衛州
主食諸蟲去蚕虱
白昌主之味甘一名水昌一
名水宿一名莖蒲十月採白
昌即溪蓀也一名昌陽生水畔人亦呼為菖
蒲與石上菖蒲都別大而臭者是一名水菖
蒲根色
正白
主小兒癇除邪養胎風痺洗洗寒熱目中青瞖
女子帶下
地芩主之味苦生腐木積草處如朝
生天雨生蓋黃白色四月採
益氣止渴除熱在腹臍利筋
地筋主之味甘一
名管根一名土筋

生平澤中根有毛三月生四月實白三月三
月採根疑此猶是白茅而小異如地黃根葉
並相似而細多毛功用
亦同地黃李邕方用之
寒熱痿痺女子帶下癰腫蜀格主之味苦生山
陽如藿菌有刺
主洩痢腸澼心痛疝瘕白女腸主之味辛溫生
深山谷中葉如藍實赤
赤女腸
亦同
療婦人漏血白沃陰蝕濕痺邪氣補中益氣城
裏
赤桂主之味辛
生晋平陽
流通血脈亦治氣地錦草主之其苗葉弱細作
蔓遍地莖赤葉青紫色中夏

茂盛六月開紅花細　又治臟毒赤白洗暴乾
實生近道田野中　爲末米飲一錢立効

胸膈中臭爛惡邪氣利腸胃通血脉續不足氣
邪蒿主之邪一云斜似青蒿細軟生食微動
風氣與胡荽食令人汗臭氣
五臟邪氣厭穀者治脾胃腸澼大渴熱中暴疾
惡瘡以邪蒿煮令熟和醬醋食之

燃燈極明烏臼子壓油用其木名烏臼非烏木
也生山南平澤樹高數仞葉似梨杏
花黃白子八九月熟初青後黑分為三瓣服
一合令人痢有毒

染皂烏臼葉如小杏葉
似微薄綠差淡用

主消渴下氣令人能食利五臟調中銷腹中宿物令易止小便海月生薑醬食之南海水沫所化煮時猶變為水海蛤類也形似半月故名之入腹令人不小便故知益人無所損

粢米作糜餻益美虎杖汁主之一名酸杖一名苦杖處處有之三月生苗莖如竹筍狀上有赤斑點初生便分枝葉似小杏葉七月開花九月結實南中者無花根皮黑色破開即黃莖赤似葒草而麄大有細刺

婦人血暈撲損瘀血心腹脹滿破風毒結氣皆虎杖主之

老血婦人月閉風氣羸瘦癥瘕久服令人有子木麻主之生江南山谷林澤葉似胡麻相對山人取以釀酒

令飲酒不醉五月五日取河邊木投酒中二遍飲之必効

火驚失心霹靂震燒木煮服之

風血羸瘦婦人諸疾班珠藤浸酒服之生山谷中不凋子如珠班文冬取

止煩渴心躁潤五臟或山行無水處含水藤斷之其中得水飲之清美生嶺南葉似狗蹄

令人不愁取帝休帶之愁自銷生少室嵩高山

主百病中惡客忤邪氣心腹積聚取底野迦用之有効出西戎彼人用諸膽作之狀似久壞丸藥赤黑色今南海或有之胡人時將至此甚珍重

中惡鬼氣飛尸蠱毒心腹卒痛狂邪鬼神皆靈猫如麝用之功似麝生南海山谷如狸自為牝牡亦名蚣狸一體自為陰陽刳其水道連囊以酒灑陰乾其氣如麝若雜真香罕有別者用之亦如麝為

使人見鬼萬萬血飲之一名禺禺一云彿彿亦曰梟羊俗謂之山都

染緋彿彿血用之

止渴除煩潤五臟利大小便去膈上熱木蜜主之生南

方合體甜軟可啜味
如蜜老枝煎取倍甜

溫中下氣消食除心間醋水去臭 取榅桲食之生北土關陝

亦有之沙苑者更佳大抵類櫨子而小但膚
慢而多毛味尤甘花白色亦香食之須淨去
土浮毛不爾入肺多食澀血脉諸果中惟此
多生蟲少有不蛀者樹如林檎白綠色欲臥
啜一二枚而
寢生熟皆宜

辟衣中魚 榅桲實內箱中致馥佳

久食益氣止遺泄安神療痔溫腸 都角子主之生南方廣南

山谷樹夫餘二月開花夏末結實如卵花連
着實也

子疢腹中不下破血殺蟲毒卒下血赤帶下久

痢不問赤白膿血腹痛皆取懸鈎根皮濃煮服之生江淮林澤

醒酒止渴除痰唾去酒毒懸鈎子食之子如梅酸美莖上有刺如鈎

去煩熱水瀉痢腸虛煩熱皆文林郎主之子如李或如林檎生波海

間人食之云其樹從河中浮來拾得人身是文林郎故名南山亦出人呼榅桲是味酸香

主積血逐氣塊益筋節補虛損潤顏色療癖洩

腹痛無心草六月採根苗陰乾用之生商州及秦州三月開花五月結實

治走疰攻頭面四肢及陽毒傷寒壯熱頭痛心

神煩燥利胸膈生瓜菜搗自然汁飲之生資州平田陰畦間其味作生瓜氣故以為名苗長三四寸許叢其葉青圓似白莧菜春生莖葉夏開紫白花結黑細實

婦人經脉不通丈夫榮衛中血脉不行久服令人不饑菴羅果主之此果西洛甚多亦梨之類也狀亦梨先梨而熟七夕前後已堪啗色黃纔熟便鬆軟其樹生狀若林檎極大多食動風氣天行病後及飽食後俱不食不可同大蒜辛物食令人患黃病

骨節風頭眩去夾肌變白散水氣潤五臟不饑

諸風痺寒氣虛羸少氣補不足潤皮膚肥五臟

久服輕身延年不老 已上皆海松子主之形如小栗三角其中仁香美東夷人食之當果以代麻腐與中土松子不同生新羅去皮食之甚香美與雲南松子不同雲南者似巴豆多食發熱毒其味不厚此松子甘美無毒與早占國偏桃仁相似其偏桃仁用與北桃仁無異是也

主骨節疼痛治勞熱瘴瘧 土紅山用其葉擣爛酒漬服之大者高七八尺葉似枇杷而小無毛秋生白花如粟粒不實生南恩州福州山野中

勞瘴 土紅山取福州生者根如葛頭薄切米泔浸一宿更用清水浸一宿炒黃色為末每服一錢水一盞生薑一小片同煎服甚佳作細藤似芙蓉葉其葉上青下白

蚘咬心痛及痔瘺下血久痢不差並小兒痱蚘咬心腹脹滿黃瘦下寸白蟲醋秫子單搗為末酒調一錢匕服甚效其木高丈餘枝條紫茂三月開花色白四出九月十月結子纍纍數十枚成朶生青熟赤署類櫻桃而蔕短味酸性温出卭州山野林箐中

解諸毒物癰疽喉痺飛尸蠱毒毒腫下瘻蛇虺蟲螫狂犬咬已上九病並煮紫珠汁服一名紫荊樹似黃荊葉小無椏非田氏荊也至秋子熟正紫圓如小珠生江東林澤間

風血羸老腹內及腰脚諸冷食不作肌膚地龍藤浸

酒服之生天目山蟠屈如龍遶樹木生故名今吳中亦有也

治熱疸厚腸胃安下焦補大小腸虛氣逐水解百藥毒並蠱氣下氣止嘔絲蓴主之性滑服食家不可多啜三四月七八月名絲蓴味甜體軟霜降已後至十二月名瑰蓴味苦體澀取以為羹猶勝雜菜溫病疫癘起食多死為體滑脾不能磨常食發氣令關節急嗜睡若稱上品生脚氣脚氣論中令人食之誤極矣湖中有蓴及藕年中疫饑人取蓴食疫差者亦死至秋大旱人多血痢湖水竭掘藕食闔境無他蓴藕之功於斯見矣葉似鳧葵浮水上莖堪啜花黃白子紫色三月至八月莖細如釵股黃赤色短長隨水深淺至十月漸麁硬十一月在泥中麁短

椎取汁味雜鱧魚作羹逐水和鮮魚作羹下
氣止嘔多食發痔雖冷而補合鯽魚爲羹主
胃氣弱不下食至効熱食之亦擁氣不下甚
損人胃及齒多食令人顔色悪和醋食令人
骨瘦久食損毛髮張翰毎
臨秋思蓴鱸羹以下氣也

温中消穀下氣殺蟲 胡葱主之久食傷神損性
令人多忘損目明尤發痼
疾患胡臭人食之轉甚其状似大蒜而小形
圓皮赤稍長而鋭生蜀郡山谷此熏物也

調中益氣主五臟通血氣解諸熱止渇除煩悶

治腎釣氣 感藤主之如木防已生江南山谷如
雞卵大研藤斷吹氣一頭出其汁甘
美如蜜一名甘藤甘
感聲近又名甜藤

風血氣諸病久服調中温補令人肥健好顏色

止消渴潤五臟除腸內諸冷甘露藤主之生嶺南藤蔓如筋一名肥藤

制硃砂硫黃堇菜灰用之

令婦人巧取巧婦鳥卵吞之其鳥小於雀在林藪間爲窠窠如小囊袋亦取其窠燒女人多以燻手令巧爾雅云桃蟲鷦注云桃雀俗名巧婦鳥

刀劍令不鏽鸊鷉膏塗之爾雅云膏主堪瑩劍續英華詩云劍瑩鸊鷉膏

去蚊蟲蚊母鳥翅作扇蚊即去鳥大如雞黑色生南方池澤茹藘中其聲如人嘔吐每口中蚊一二升爾雅云鷏蚊母注云常說常吐蚊蚊雖是惡水中蟲羽所生然亦有蚊母

吐之塞北有蚊母草嶺南有蝱母草江東有
蚊母鳥三物異類而同功

主火災 取鶩雛養之天竺法真登羅山疏云山
海經曰鶩雛養之禳火災如雛五色

厭火災 取鵁鶄家養之似鴨綠衣馴擾不去出
南方池澤爾雅云鳽鵁鶄博物志云巢
於高樹生子穴
中啣母翅飛下

令人勇健 取鶡雞肉食之出上黨魏武帝賦云
鶡雞猛氣其鬬終無負期於必死今
人以鶡為
冠像此也

止渴明目除煩消痰令人不睡 瓜蘆木和水煮
為飲當茗用之
一名皋蘆而葉大似茗味苦澀土人謂之過
羅原名瓜蘆苦菜葉煎飲通夜不寐

止消渴去白蟲益氣茯皮主之味苦生江南如松葉有刺實赤黃樹月

療傷寒寒熱出汗中風面腫消渴熱中逐水蕙根

莖中涕主之生魯山平澤五月收味辛香實

明目正氣味辛是蘭蕙之蕙也

主水氣去赤蟲殺蟲主痔令人好色排華主之排音斐不

可久食味苦春生乃採似杉子如檳榔食之

肥美春華並與本經相會本經蟲部云彼子

蘇注云彼子合從木爾雅云彼一名排陶復

按果部重出此即是其花也

主痺氣強陰療面勞疸解煩堅筋骨療風頭英草

華主之味辛可作沐藥生蔓木上一名鹿英

九月採陰乾

主瘀血止精益盛氣勒草主之一名黑草生山谷如栝樓味苦陶隱居疑此猶是薰草兩字皆相似爲誤爾而栝樓爲殊

主益氣除熱止渴利小便輕身長年蒲陰實主之味酸生深山谷及園中莖如芥葉小實如櫻桃七月成

脇下留飲胃氣不平除熱學木核主之味苦寒如蕤核五月採陰乾

調中消食去惡氣消水氣益人羅勒宜生食之有三種一種堪作生菜一種葉大二十步內聞香一種似紫蘇葉術家取羊角馬蹄燒灰撒抜濕地遍踏之即生羅勒俗呼西王母菜辟石勒諱北人呼為蘭此即葵菜詳具冬葵子條下多食壅

關節澀榮衛令血脉不行又動風發脚氣

安心氣養脾胃消水飲 蔄蒿主之多食令人動風氣熏人心氣滿

通鼻氣利九竅吐風痰不任食去腎熱 石胡荽挼內鼻中醫自落俗名鵝不食草

嗜酒不已 取山蛩蟲一節燒成灰水下服之訖便不喜聞酒氣過一節則毒人至死有大毒此療嗜酒人烏斑色長二三寸生林間如百足蟲而大更大者如指名馬陸能螫木群吟見本經

蠱白殭死 取山蛩蟲燒作灰粉之即馬陸有大毒人服一枚即死雞食之醉悶死襄

陽人名為馬蚿亦名馬軸又名刀環蟲以其死側臥狀如刀環也長三四寸足甚多寸寸斷便寸寸行即今百節蟲也身如槎節節有細蹙紋起紫黑色光潤長二三寸麄小指西京上陽宮及內城磚墻中甚多入藥至鮮文與嗜酒條並看

剝人面皮除印字印骨者亦盡 青腰蟲主之有大毒著人皮肉腫起蟲如中蟻大赤色腰中青黑似狗猲一尾尖有短翅能飛春夏時有

主刀刃不傷及令人有媚 取朱鼈帶之生南海山水中大如錢腹下赤如血云在水中者著水馬腳背令仆倒耳

生氣及婦人勞損積血帶下小兒風疾丹毒湯

火蠂出 蜡音宅一云蛇以薑酢進之海人亦為常味一名水母一名樗蒲魚生東海如血蜭大者如床小者如斗無腹胃眼目以蝦為目蝦動蛇沈故曰水母目蝦如駏驉之與蛩蛩相假矣

飛尸蚘蠱口中痳蠹風瘙身痒頭瘡牙齒疥癬

山蜍蚊子入人肉初食瘡發後而愈 皆大紅蝦鮓主之味甘平小毒生臨海會稽大者長一尺鬚可為簪盛客器及熱飦作鮓毒人至死遼海間有飛蟲如蜻蛉名紺繙七月群飛闇天夷人食之云是蝦所化也

傳尸伏連鬼氣疰忤邪氣腹內熱結目黃不下

食大小便澀骨熱咳嗽多睡勞乏嘔逆痰壅痃
癖痞滿小兒無辜癧子寒熱大腹殺蟲落胎去
蠱毒苦耽苗子並煮汁服亦生搗絞汁服生故
墟垣塹間高二三尺子作角如撮口袋中
有子如珠熟則赤色關中人謂之洛神珠一
名王母珠一名皮弁草又一種小者名苦蘵
主五臟邪氣壓穀胃痺腸澼渴熱中痰惡瘡苦菜
主之文見備方補養
一板久服安心條下
破血止血生肌利五臟明耳目去熱風令人輕
建長食不厭翹搖煮熟喫佳亦充生菜食之苦
生喫令人吐水熟食益人生平澤

紫花蔓生如勞豆詩義疏云苕饒幽州人謂之翹饒爾雅云柱天搖車也

主癘欬寒久痿益氣明目石肺主之生水中狀如肺黑澤有赤文出水即乾今浮石亦療如肺而不黑澤恐非是

消渴熱中女子疽蝕封石主之生常山及火室

陰痿痺小便難益精氣終石主之味辛生陵陰

療洩益肝氣明目輕身長年石流青主之味酸生武都山石間其色青白

婦人帶下止血輕身長年石流赤主之味苦理如石耆生山石間芝

品中有石流丹

又有石中黃子

明目益精去白癥音齋延年碧石青主之味甘

主寒熱心煩文石主之一名黍石生東郡山澤中水下五色有汁潤澤

主頭眩痛益氣長肌肉羊乳主之味甘溫一名地黃三月採立夏後毋

死根似薺苨而圓大小如拳上有角節剖之

有白汁人取根當薺苨採苗作蔓

主心腹止汗生肌酒痂益氣耐寒實骨髓路石主之

味甘酸一名陵石生草石上天雨獨乾日出

獨濕花黃莖赤黑三歲一實赤如麻子五月

十月採莖

葉陰乾

強筋骨止渴不饑陰熱不足白肌石主之味辛一名洞石生廣焦國卷音權川青石間

中風痰涎麻痺下熱毒氣破堅積利膈消癰腫瘡癧散血墮胎地茄子三月開花結子五月六月採陰乾用生商州小毒

明目中寒風諸不足水腫邪氣補中止洩痢療女子白沃雞涅主之味甘平一名陰洛生雞山

輕身益陰氣療痺寒濕龍常草主之味鹹溫生河水傍如龍芻冬夏生

主痺益氣令人嗜食黃護草主之生隴西

釀酒煮蔓椒莖根用文見備方
補養

風血脚氣疼痺跳損瘀血痛不可忍扶移木白皮火炙酒浸服之或和五木皮煮作湯捋生江南山谷樹大十數圍無風夜動華反而復合詩云棠棣之華偏其反而棠棣移也亦名多楊圓葉弱蔕微風大搖

令酒味正燒扶移木皮灰置酒中經時不敗

風頭身痒及身上瘡痒赤瓜木及其實皆可洗之文見備方水痢

鮮暑月熱蒸菜研作粥食之

染黃柘根白皮主之

單方備　　雜治十四

煮汞苦瓠主之

化酒爲水枳椇是自下木子也一名木蜜以木爲屋屋中酒則味薄其木近酒則味薄內之化爲水蜀本云字或單作拘拘音矩

一切腫痛風痰刺虎根葉枝莖細剉焙乾爲末煖酒服一錢生睦州其味苦葉凌冬不凋

主消渴止血婦人痰除痺芥主之味苦寒一名梨葉如大青

主燭館明目及下水蝸籬主之味苦生江夏一名螄螺小於田螺上有稜生溪水中寒亦呼爲螺

出汗止洩療悶 九熟草味苦溫一名烏粟一名雀粟生人家庭中葉如棗一歲九熟七月採陶隱居云今不見有此余以此種亦奇或有生之之時地也故存以待之

可使獨守叱咄人冠盜不敢入門 神護草主之生常山北八月採此亦奇草也計彼人猶應識用之

主孕乳餘疾輕身益氣 桑莖實主之味酣溫一名草王葉如荏方莖大葉生園中十月採

邪氣濕痺寒熱疽瘡除水堅積血瘕月閉無子

小兒躄不能行諸惡瘡癰腫止腹痛令女人有

單方 雜治 主

子

占斯主之味苦温一名炭皮生太山山谷解狼毒毒一云是樟樹上寄生樹大銜枝在肌肉今人皆以胡菼皮當之非真也桐君錄云生上洛是木皮状如厚朴色似桂白其理一縱一横今市人皆削乃似厚朴而無正縱横理不知此復是何物莫測真假何者為是余特錄之以俟有心人辨之勿以前人不識而輙棄也

心腹脹滿下氣消食（馬芹子俱調味食之文見備方補養入夜不睡條下）

寒熱鼠瘻瘰癧生瘡結核聚氣下瘀血（菫菜可食之此）野生非所種者葉似蕺又似椰花紫色子如米均食之滑內則云菫荁枌榆是也久食令人身重懈惰又令人多睡只可一兩頓而已

痰飲瘴瘧喉中熱結喉痺止渴解酒毒黃疸飛
尸天行寒熱痰嗽皆乾擣塩麩子末食之文見
備方諸風五板黃疸條下
破血止血蠱毒血痢蚘蟲並煎塩麩樹
白皮服之
主百疾濟絕氣夏臺主之陶隱居云此藥乃爾
神奇而不復識可恨也
散酒氣文林郎生食之文見備方
楄音駢木名廣韻食之不噎又山海經音鞭
噎堵山有木曰日大楄

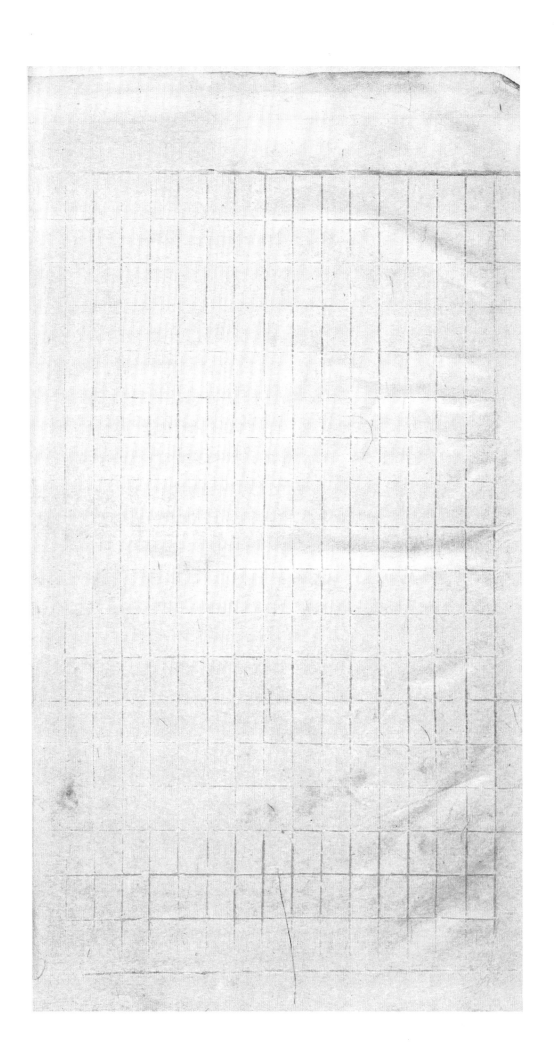

單方備卷之七之十

古雄丹崖趙鳳翔羽伯父緝

怪鳥

令人夜見物 取鴞目吞之內則云鵠鴞眸一名梟一名鵩與人呼爲魑魂惡聲鳥也賈誼云鵩似鴞其實一物此鳥盛午不見物夜則飛行常入人家捕鼠周禮硩蔟氏掌覆妖鳥之巢注云惡鳴之鳥若鴞鵂也鴞鵩屬惡聲大如斑鳩綠色天寶中韋郇中李鄴疾俱謫蘄州夜聞鴞韋泣下李曰此鳥聲可聽坐客有不聞者罰以太白由是聽之不厭古人重其炙固當肥美王羲之好鴞炙莊子見彈而思鴞炙漢使東郡送梟午日爲梟羹

賜群臣亦惡其害毋也張率更梟鳴庭樹其妻連唾之張曰急灑掃吾當改官言未畢賀者至晋謝艾敵石季龍夜有二梟鳴牙中進戰大破之此即鵩桂林人取養捕鼠

主人當去 鵩入室也

令人離別 杜鵑初鳴先聞者主之學其聲令人吐血於厠溷上聞之不祥厭之法當為狗聲以應之俗作此說按荊楚歲時記亦云有此言乃復古今相會鳥小似鷂鳴呼不已蜀王本記云杜宇為望帝淫其臣鼈靈妻乃亾去蜀人謂之望帝異苑云杜鵑先鳴則人不敢學其聲有人山行見一群聊學之嘔血便殞楚辭云鶗鴂鳴而草木不芳人云曰出血聲始止故有嘔血之事也又云蜀王杜宇號望帝立鼈靈為相因禪位自亾去化為

子規寰宇記亦名王雎又名雋周鳴皆北向聲哀吻有血自懸於樹自呼曰謝豹邵康節在洛陽聞其聲曰不及十年有江南人以文字亂天下應在王荊公爲相聞見錄題詠云西川有杜鵑東川無杜鵑涪萬無杜鵑雲南有杜鵑云云我見常再拜重是古帝魂生子百鳥巢百鳥不敢嗔仍爲餧其子禮若奉至尊坡云識當世刺史不在杜鵑眞有無也

鵂鳥當辟

鉤鵅入城城空入宅宅空鵂鳥也常在一處則無若聞其聲如笑者宜速去之鳥似鵄有角夜飛晝伏爾雅云鵅鵋欺注云江東人呼謂之鉤鵅北土有訓胡二物相似抑亦有其類訓胡聲呼其名兩目如猫目大於雎鴿乃作笑聲當有人死又有鵂鶹亦是其類微小而黃夜能入人家拾人手爪知人吉凶張司空云鵂鶹夜鳴人剪爪棄露

地鳥拾之知吉凶鳴則有殃五行書云除爪甲埋之戶內恐此鳥得之也爾雅云鵅鵋欺人獲之者於巢中猶有爪甲莊子云鵄鵂夜撮蚤察毫釐晝則瞋目不見岴言殊性也鵅音格鵅鵙也

惡鳥收人魂魄

姑獲今人一云乳母鳥言産婦死變化之能取人之子以為已子胸前有兩乳玄中記云一名天帝少女一名隱飛一名夜行遊女好取人小兒養之有小子之家則血點其衣以為誌今時人小兒衣不欲夜露者為此也時人亦名鬼鳥荊楚歲時記云一名鉤星毛衣為鳥脫毛為女左傳云鳥鳴子亳杜注云譆譆是也周禮以救日之弓救月之矢射之即此鳥也

怔鳥收人魂氣

鬼車晦暝則飛鳴能入人室收人魂氣一名鬼鳥昔有十首一首為犬所噬今猶餘九首其一常下血滴人家則凶夜聞其飛鳴則捩狗耳猶言其畏狗也鬼車鳥耳二鳥相似故有此同白澤圖云蒼鸆昔孔子與子夏所見故歌之其圖九首

禳梟

齊景公為露臺成梟鳴其上惡之柏常騫請夜禳之明日梟當陛布翼伏地死矣出説苑余謂梟可禳乎苐未知作何禳之也存之以俟後之能之者想不異乎禳災之法爾觀孔子見蒼鸆而歌李鄴侯以鶚聲為可聽謝艾以梟鳴而進戰張宰更以梟鳴而知敗官此舞鷄之意乎抑當別有所謂也

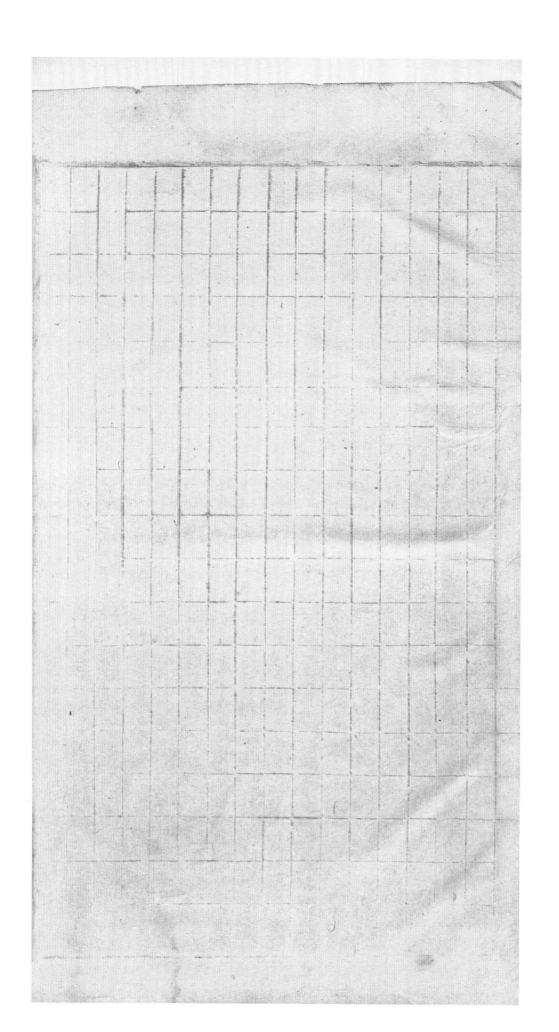

單方備

療畜門 附殺禽獸

六畜疾疫 牛魚作乾脯擣末以水灌之卽鼻中黄涕出亦可置病牛處令其氣相熏

生東海頭如牛

馬毒瘡 擣菫菜汁洗並服之文見備方

馬脊腫 鬼蓋和醋傅之文見備方

六畜瘡中蛆 莢蒾煮汁作粥灌之蛆卽出文見備方小兒門二板飼小兒條下

牛馬六畜瘡中蟲 生擣鼠李子或和脂塗傅之皆効今關陝湖南江南北甚多文見備方

駝畜瘡疥 欒荆即牡荆同栢油熬塗之

禽獸傷折止血生肌 擣絞綦菜汁傅之立愈

殺禽獸 豉蟲主之

殺鼠 逐折一名百合亭實生木間莖黃七月十月採實黑如大豆又云杜仲子